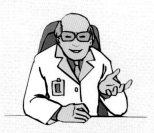

替换食谱系列

呼吸系统疾病
替换食谱

胡维勤 编著

均衡
营养摄取全面，
不偏食或挑食

润肺
多食滋阴润燥、
生津润肺

清淡
少油、少盐，
忌辛辣刺激

卫生
保证食物清洁，
以熟食为主

饮水
每日少量多次
饮用足够白开水

SPM 南方出版传媒
广东科技出版社 | 全国优秀出版社
·广州·

图书在版编目（CIP）数据

呼吸系统疾病替换食谱 / 胡维勤编著 . —广州：
广东科技出版社，2016.8
（替换食谱系列）
ISBN 978-7-5359-6539-4

Ⅰ . ①呼…　Ⅱ . ①胡…　Ⅲ . ①呼吸系统疾病—食物疗
法—食谱　Ⅳ . ① R247.1 ② TS972.161

中国版本图书馆 CIP 数据核字（2016）第 145164 号

呼吸系统疾病替换食谱
Huxi Xitong Jibing Tihuan Shipu

责任编辑: 马霄行
封面设计: 深圳市金版文化发展股份有限公司
责任校对: 梁小帆　盘婉薇
责任印制: 吴华莲
出版发行: 广东科技出版社
　　　　　（广州市环市东路水荫路 11 号　邮政编码: 510075）
http://www.gdstp.com.cn
E-mail:gdkjyxb@gdstp.com.cn (营销中心)
E-mail:gdkjzbb@gdstp.com.cn (总编办)
经　　销: 广东新华发行集团股份有限公司
排　　版: 深圳市金版文化发展股份有限公司
印　　刷: 深圳市雅佳图印刷有限公司
　　　　　（深圳市龙岗区坂田大发埔村大发路 29 号 C 栋 1 楼　邮政编码: 518000）
规　　格: 787mm×1 092mm　1/16　印张 13　字数 260 千
版　　次: 2016 年 8 月第 1 版
　　　　　2016 年 8 月第 1 次印刷
定　　价: 35.00 元

如发现因印装质量问题影响阅读，请与承印厂联系调换。

前 言

气温变化大或天气转凉时，你是否会不停打喷嚏、流鼻涕，有时还会一直咳嗽咳不停？气温变化大时，鼻子变得异常敏感，总是感觉痒痒的，究竟是感冒了，还是慢性炎症复发？傻傻分不清！

感冒发热或咳嗽时，身边的人总会提醒你应该吃些什么，不吃什么。尤其是感染慢性或较为严重的呼吸系统疾病时，饮食调养也成了改善疾病、调养体质的关键，如何安排饮食也显得尤为重要。患了呼吸系统疾病，饮食如何选择，吃或不吃究竟有哪些讲究？在此基础上，如何才能让呼吸系统疾病患者的饮食更丰富多样呢？

要解决上述问题，呼吸系统疾病患者不妨试试替换食谱。所谓替换食谱，即在把握基本饮食原则的基础上，将同一类别、具有相同功效的食物相互替换，制成可供患者调养的食谱。替换食谱是一种全新的饮食理念，且是一种既能让人坚持健康饮食，又能丰富饮食内容的饮食方法。

本书以替换食谱理念为基础，通过图文食谱与浅显易懂的说明，详细介绍了 12 种常见呼吸系统疾病的饮食调养原则和护理食谱，以给呼吸系统疾病患者更为简单、直观的饮食指导。同时，为丰富呼吸系统疾病患者饮食，本书还选取了 22 种具有调理功效的食材及 27 可替换食材，并介绍了以此食材为主的调理美食，读者只需根据书中介绍，依次操作，即可掌握呼吸系统疾病饮食交换法则，丰富餐桌，尽早远离疾病侵扰。

另外，本书还列举了一些简单实用的日常护理技巧，帮助呼吸系统疾病患者进行全面调理，以增强免疫力，从根本上减少呼吸系统疾病的发生。

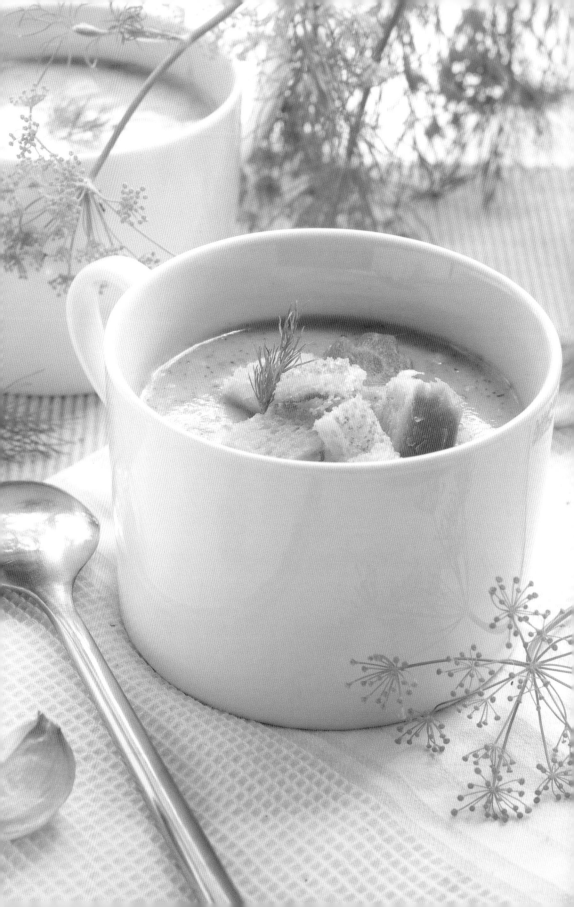

目录 CONTENTS

Part 1 防治呼吸系统疾病，饮食调养不可缺 —— 001

生命在于呼吸。这呼吸系统，可以吐故纳新，维持健康的体魄，却也非常容易受到伤害。当发生呼吸系统疾病时，无论是否需要病理治疗，都需要适时给予营养补充，饮食调理不可或缺。

Part 2 呼吸系统疾病替换食谱，每天不重样 —— 015

感冒、哮喘、支气管炎、肺炎……常见的呼吸系统疾病，在发病时总有一些饮食禁忌，让你的食欲受到管束。这时，不妨将饮食菜单巧妙替换，这样既能够补充营养，又能让你享受到多样美食，何乐而不为?

Part **3** 营养食材轻松替换，花样餐桌任你选 —— 065

燕窝和银耳同样有润肺化痰、清热解毒的功效，菠菜和上海青都是对呼吸道
和肺有帮助的食物……大自然是一个天然的食材宝库，只要食物营养相近，
您又喜欢吃就可以相互替换，让您的餐桌花样百出。

Part **4** 选对药膳、药茶，轻松远离呼吸系统疾病

药膳、药茶是在中医理论的指导下，通过辨证与辨病结合而组方选材，或煲汤或煎煮，制作方便，易于调理，容易吸收，是呼吸系统疾病不可缺少的养生方，能从根本上起到调理疾病、固本培元的作用。

Part **5** 日常调养指南，给呼吸系统更好的呵护 —— 177

您是否每到换季，鼻炎就反复发作？碰到雾霾天气，就容易咳嗽、咽喉疼痛？呼吸道与体外环境直接相通，非常容易受到环境影响，因此一定要加强日常调养，以达到防病治病、增强体质的目的。

Part

防治呼吸系统疾病，饮食调养不可缺

生命在于呼吸。这呼吸系统，可以吐故纳新，维持健康的体魄，却也非常容易受到伤害。当发生呼吸系统疾病时，无论是否需要病理治疗，都需要适时给予营养补充，饮食调理不可或缺。

呼吸系统的组成和生理功能

理论

呼吸系统疾病是严重危害人们健康的常见病、多发病。认识呼吸系统的组成结构及生理功能，可以帮助我们更好地了解我们的呼吸道，重视呼吸系统疾病。

呼吸系统的组成结构是什么？

呼吸系统由呼吸道和肺两大部分组成。呼吸道包括鼻腔、咽、喉、气管和各级支气管。肺由肺实质和肺间质组成，肺泡是气体交换的主要场所。

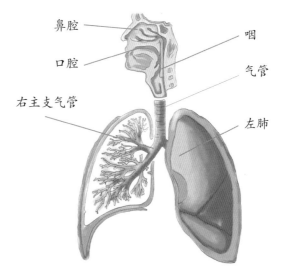

呼吸系统概观

呼吸道的构成

呼吸道是传导气体的通道，所以也叫传导气道。人们通常以喉环状软骨下缘为界，把呼吸道分为上、下两部分。上呼吸道是指从鼻通到咽喉的空气通道，包括鼻腔、咽、喉。下呼吸道包括从气管到终末细支气管的整个支气管树。

肺的结构

肺是呼吸系统最重要的器官，位于胸腔内纵隔的两侧，左右各一。肺组织分为实质和间质两部分，实质即肺内支气管的各级分支及其终末的大量肺泡，间质为结缔组织及血管、淋巴管和神经。

呼吸系统的生理功能有哪些？

人体在进行新陈代谢时，需要不断地消耗氧气，产生二氧化碳。机体与外界环境进行气体交换的过程称为呼吸。呼吸系统的主要功能是进行气体交换，即吸入氧气，呼出二氧化碳。

人体的呼吸过程由三个环节来完成：❶ 人体通过呼吸道吸入外界空气，在肺泡里进行气体交换；❷ 组织细胞与血液之间进行气体交换；❸ 气体由血液红细胞运输，氧气被送到全身细胞、组织、器官，同时代谢产生的二氧化碳被运送到肺，经呼吸道排出体外。

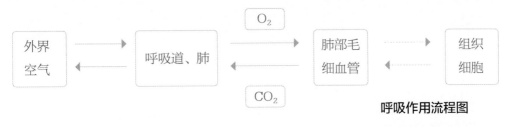

呼吸作用流程图

▓ 呼吸系统的防御、免疫功能

由于呼吸系统与外界大气相通，因此呼吸时大气污染物和感染因子可直接侵入人体，而且经血液循环而产生的机体内部有害物质也可以损害呼吸系统。对于这些不利因子的威胁，呼吸系统可以在物理、生物、神经、免疫等方面发挥防御功能，排除入侵机体的病原微生物和异物，防止感染和降低吸入外来物质引起的损伤，对机体起保护作用。

▓ 肺的通气和换气功能

肺是气体交换的场所，具有肺通气与肺换气功能。肺通气是指外环境与肺之间的气体交换，通过呼吸肌运动引起的胸腔容积的改变，可使气体有效地进入或排出肺泡。肺通气障碍容易引发慢性支气管炎、支气管哮喘。肺换气是肺泡与肺毛细血管血液之间的气体交换过程。肺换气功能障碍是造成低氧血症的常见原因。

▓ 呼吸道的保护功能

呼吸道是气体进出肺的通道，可以通过调节气道阻力从而调节进出肺的气体的量及速度，并对吸入的气体进行加温、湿润、过滤、清洁。其中，鼻具有嗅觉功能，喉兼有发音功能。

呼吸系统的防御机制

理论

呼吸系统的防御机制是机体全身免疫反应的一部分，当防御功能降低时就可能发生疾病。

非特异性防御机制

吸入的空气中悬浮的固体颗粒和有害气体，一部分随呼气运动呼出，一部分沉积于呼吸道或肺泡上皮表面，由防御机制将其清除。

POINT 1 固体悬浮物的清除

粗大颗粒多沉积在上呼吸道，尤其是鼻咽部，被鼻毛阻拦在鼻前庭，或被吞咽，或咳出。直径为 1 ～ 5 微米的颗粒，可通过气管、支气管上皮的黏液纤毛将其运送至咽部后被吞咽或咳出。进入肺泡壁的极细小颗粒（小于 1 微米）的清除主要是肺泡巨噬细胞将异物吞噬后，通过溶酶体酶将其分解清除。

POINT 2 有害气体的清除

有刺激性的气体和固体悬浮物一样，均可刺激呼吸道黏膜，反射性地引起喷嚏、咳嗽，将之排出。易溶于水的成分易被呼吸道黏膜吸收，如低浓度的二氧化硫可由鼻黏膜全部吸收。溶解度低的成分在呼吸道吸收较少，吸入肺泡后可大量被吸收。因为肺泡面积大，故吸收量多。

特异性防御机制

抗原作用于呼吸道，数小时即可引起呼吸道局部免疫反应，抗原量大时可引起全身性免疫反应。呼吸系统对付微生物的主要效应细胞是巨噬细胞，特异性防御机制中也有巨噬细胞的作用。巨噬细胞将抗原吞噬并进行处理后，将抗原信息传递给 T 细胞，引起特异性免疫反应。T 细胞产生的淋巴因子又能吸引和激活巨噬细胞，被激活的巨噬细胞杀菌能力增强却是非特异性的，如在结核病中被激活的巨噬细胞不仅对结核菌，对其他细菌的作用也增强。

呼吸系统发病率明显高于其他系统

据统计，呼吸系统疾病的发病率约占内科疾病的 1/4，明显高于其他系统，且病种复杂、病死率高，这与呼吸系统独有的生理特点是分不开的。

呼吸系统直接与体外环境相通

成人在静息状态下，每天约有 10000 升的气体进出呼吸道，肺具有广泛的呼吸面积，极易受到外界环境的影响和侵袭。在呼吸过程中，外界环境中的有机或无机粉尘，包括各种微生物、蛋白变应原、有害气体等，皆可进入呼吸道及肺引起各种疾病。特别是随着社会的发展，工业废气、汽车尾气排放增加，吸烟人口增多，呼吸系统的致病因素也随之增加。地毯、窗帘的广泛应用使室内尘螨数量增多，宠物饲养（鸟、狗、猫）导致动物毛变应原增多，空调机的真菌、都市绿化的某些花粉孢子、有机或无机化工原料、药物及食物添加剂导致吸入性变应原增加，这些都提高了哮喘等呼吸系统疾病的患病概率。

肺与全身各器官相互影响

呼吸系统具有低压、低阻、高容量的生理特点，全身血液必须进入肺进行气体交换，同时肺内的血液也必须回流至全身各器官。当二尖瓣狭窄、左心功能低下时，肺毛细血管压可增高，继而发生肺水肿；在各种原因（如肝硬化、肾病综合征等）引起低蛋白血症时，会发生肺间质水肿或胸膜腔液体漏出。肺有双重血液循环系统，即肺循环和支气管循环。肺与全身各器官的血液及淋巴循环系统相通，所以皮肤组织疖痈的脓栓、深静脉形成的血栓、癌肿的癌栓，都可以到达肺脏，进而引起多种肺部疾病。而肺部病变又亦可扩散至全身，累及骨、脑、肝等器官。

此外，全身免疫系统疾病，如结节病、系统性红斑狼疮、类风湿性关节炎、肾炎及血液病（如白血病）等均可累及肺脏，引起疾病。

呼吸系统疾病的常见症状

呼吸系统疾病主要病变在气管、支气管、肺部及胸腔，轻者多咳嗽、胸痛，重者呼吸困难、缺氧，甚至出现呼吸衰竭而致死。

上呼吸系统疾病的主要症状

上呼吸系统疾病是鼻腔至喉部之间的各种急慢性疾病的总称。上呼吸道感染是常见的感染性疾病，如感冒、鼻炎、咽喉炎，不同的疾病有不同的症状表现。

1 发热

当机体在致热源作用下或其他原因引起体温调节中枢的功能障碍时，体温升高超出正常范围，称为发热，常以腋下温度超过 37.3℃ 为标准。发热的病因很多，临床上可分为感染性与非感染性两大类，以前者多见。

2 咳嗽与咳痰

上呼吸道感染引发的咳嗽通常表现为干咳、咽喉痒、无痰或痰量很少，无气喘或呼吸急促的现象，多见于感冒及咽喉炎，借咳嗽反射可以清除呼吸道分泌物和异物。咳痰也是较为常见的一种病理现象。

3 鼻塞

鼻塞是鼻腔堵塞、通气不畅的表现，是上呼吸系统疾病常见症状之一。凡是影响到鼻腔呼吸通道宽度的病变都能引起鼻塞，如感冒、鼻炎、鼻窦炎、鼻咽部肿瘤等。

4 咽喉痛

咽喉痛常常表现为喉咙（咽喉部）疼痛或有粗糙和刺痛感等，这往往是由病毒感染或局部刺激引起的，多发于寒冷季节。声音嘶哑是其常见的伴随症状。

5 声音嘶哑

声音嘶哑既可以是生理现象，也可以是病理征象。由于上呼吸道的特殊生理结构，喉部声门上下病变累及喉发音时就会出现声音嘶哑，又可引起局部水肿导致呼吸困难。上呼吸系统疾病引起的声音嘶哑常与急性喉炎和气管异物有关。

下呼吸系统疾病的主要症状

下呼吸系统疾病多为发生在气管以及各级支气管上的疾病，常常蔓延至肺部，引起呼吸困难、咯血等较为严重的症状。

1 咳嗽

咳嗽是下呼吸系统疾病的主要症状之一，常见于支气管炎的初期。急性骤然发生的咳嗽，多见于支气管内异物；长期慢性咳嗽，多见于慢性支气管炎、肺结核等。咳嗽的不利作用，是可把气管病变扩散到邻近的小支气管，使病情加重。

2 胸闷

胸闷是一种自觉胸部闷胀及呼吸不畅的感觉，患者常感觉有压迫感、窒息感、呼吸困难，可轻可重。临床需经过详细检查来诊断。若胸闷的同时亦有感冒及呼吸道感染症状，如咳嗽、黄痰、胸痛、发烧、气喘等，则多属于呼吸系统问题。

3 气喘

绝大部分哮喘患者有典型的反复发作性气喘，伴有广泛而高调的喘鸣音，有夜间或凌晨发作或加重的特点，症状往往在数分钟内出现，持续数分钟或数天，而后自行缓解或经药物治疗后缓解，部分患者缓解数小时后可再次发作，偶有危重的急性发作期患者死亡。

4 咯血

喉及喉部以下的呼吸道任何部位的出血，经咳嗽从口腔排出称为咯血，临床上可表现为痰中带血或整口咯血。肺结核、支气管肺癌以咯血或少量咯血为多见。支气管扩张形成的小动脉瘤或肺结核空洞壁动脉瘤破裂，可引起反复、大量咯血。

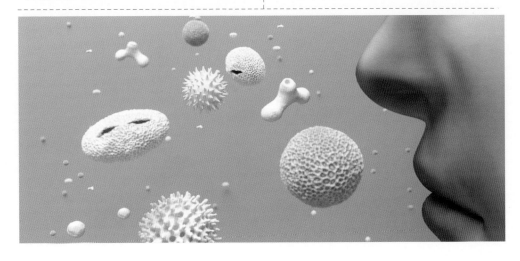

理论

呼吸系统疾病的饮食调养

机体的营养状况直接影响呼吸系统的功能，平时注重饮食调养，对预防和改善呼吸系统疾病很有帮助。

保护呼吸道的关键营养素

当机体抵抗力下降、感染反复发作时，需补充蛋白质；如果长期咳嗽、咳痰，需要补充维生素C、β-胡萝卜素；预防呼吸系统疾病急性发作，抗氧化营养素需要增加……

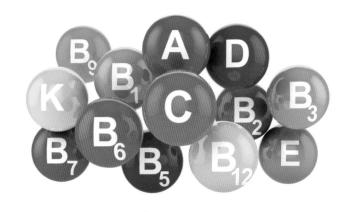

蛋白质，提高机体免疫力

适当补充优质蛋白质可增加体内免疫球蛋白的合成，促进受损呼吸道黏膜的修复，增强体质，加速疾病恢复。许多食物中都含有蛋白质，如鱼类、肉类、蛋类、豆类及豆制品等。

维生素A，增强黏膜抵抗力

维生素A可帮助维持上皮细胞的完整，起到抵抗疾病、抗感染的作用，可多吃些瘦肉、动物肝脏、深海鱼、胡萝卜、西红柿等，以保护呼吸道黏膜，减少粉尘及病毒对呼吸系统的伤害。

维生素C，提高抗氧化能力

维生素C具有较强的抗氧化能力，可以抵消空气污染的部分危害，保护人体免受自由基损害。平时可多吃些富含维生素C的果蔬，如橙子、猕猴桃、葡萄、包菜、西蓝花、青椒等。

果胶，帮助排出微小粉尘

果胶有很好的吸附性，进食到体内后，可以吸附有害气体和微小粉尘等物质，帮助排出残留在人体消化系统内的杂质和有害物质。黑木耳、南瓜、胡萝卜、银耳、山芋等都含有丰富的果胶。

平衡膳食，增强免疫力

主食能为机体提供充足的能量，新鲜蔬菜和水果中含有丰富的维生素和矿物质，肉类、鱼类、蛋类中含有较为丰富的优质蛋白质……不同的食物能为身体补充不同的营养素，日常饮食中必须各种食材都均衡摄入，才能为机体补充全面且均衡的营养，从而增强免疫力，提升呼吸道的抗病能力。

增强免疫力的前提是树立"平衡膳食"的观念，并用这一观念指导日常饮食行为。

平衡膳食可归纳为6个字：全面、均衡、适度。就是使食物中所含各种营养素之间的比例适当，并使数量充足的各类食物间处于一个相对平衡的状态，避免营养过剩或营养缺乏的不良后果。建议每日饮食参照"一、二、三、四、五"的原则。即：一，一个鸡蛋加一点肉；二，250毫升牛奶或豆浆；三，300克谷物；四，400克水果；五，500克蔬菜。

多吃蔬果，保护呼吸道

新鲜的蔬菜和水果中含有丰富的维生素、矿物质和纤维素，能够提供丰富的营养，增强机体免疫力，保护呼吸道，有效预防呼吸系统疾病的发生。

| 维生素 | 新鲜蔬果中含有较多的维生素C、维生素E、胡萝卜素等，这些营养素均为抗氧化营养素，有助于保护呼吸道黏膜，提升呼吸道的抗病能力。 |

| 矿物质和水 | 新鲜蔬果中含有较为丰富的矿物质和水。在发生呼吸道感染疾病，如感冒时，多吃新鲜蔬果可以补充机体容易流失的水分及钙、镁、锌、铁等成分。 |

| 纤维素 | 中医认为，大肠和肺的关系密切，肺排出毒素的功能强弱取决于大肠是否通畅，新鲜蔬果含有的纤维素可以帮助大肠排泄宿便，清除体内的毒素。 |

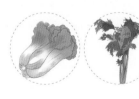

多吃滋阴润肺、健脾开胃食物

呼吸系统疾病患者的饮食要以养阴为主，平时宜多吃些滋阴润燥、生津养肺的食物，如银耳、马蹄、猪肺、乌鸡、鸭蛋、龟肉、燕窝、蜂蜜、雪梨、菠萝、枇杷、甘蔗等。同时，还可以使用一些性质温和且具有滋阴养肺功效的中药材和食材一起做成药膳食用，如用玉竹、沙参和鸭一起煲汤，黑芝麻炒熟、研末后用蜂蜜调服，用百合、银耳、雪梨炖冰糖服用。

发生呼吸系统疾病时，一般伴随有食欲不佳、消化不良等脾胃不和的症状，宜多吃一些健脾养胃的食物，可多喝点具有健脾利湿、养胃生津的粥品，如薏米粥、绿豆粥、红豆粥、红枣莲子粥、山药粥等。

饮食清淡，忌食油腻、刺激性食物

饮食不当会导致呼吸系统疾病病情加重，饮食禁忌一定要牢记。日常饮食宜清淡，少盐、少油、少辛辣，忌刺激性食物，以防伤阴损肺。

忌食辛辣、燥热食物

辛辣、燥热食物，如朝天椒、芥末、花椒、香菜等，其性燥烈，火热伤阴，会使人咽干、鼻燥、口渴、干咳加重或使痰液黏稠、咳吐不爽，因而以阴虚内热为特点的肺结核患者，以火、热为病机特点的支气管扩张患者，以及风热型感冒患者，应忌食辛辣食物，否则会加重病情。

忌食刺激性强的食物

有的调味品，如胡椒粉、咖喱粉、辣椒粉等，具有强烈刺激性，对呼吸道黏膜不利，可使之干燥、痉挛，引起鼻塞、呛咳等症状，加重患者的病情，尤其是感冒、慢性支气管炎患者，不宜食用。

酒精也具有较强的刺激性，可降低呼吸道的防御功能，无论是啤酒还是白酒，平时都要少饮。

忌食过咸的食物

饮食过咸会导致体内摄入过多的钠，当人体内氯化钠浓度过高时，钠离子可抑制呼吸道细胞的活性，使细胞免疫能力降低。同时，饮食过咸会导致口腔内唾液分泌减少，使口腔内溶菌酶减少，这样口腔、咽部就易于感染病毒及细菌。另外，血中氯化钠浓度增高也可使人体内干扰素减少以致抵抗力降低，从而增加罹患呼吸系统疾病的概率。

而且，咸能伤肾，肾为水脏，饮食过咸会导致小便不利、肢体水肿，故呼吸系统疾病病人有水肿者，应忌吃过咸的食物，尤其是肺心病患者多有下肢水肿，应食清淡、低盐的食物。

忌食生冷食物

生冷食物会损耗中阳，影响脾胃的运化，使湿从内生为痰，并且平时过食生冷食物会使人食欲减弱，甚至导致不思饮食、消化不良、腹胀泄泻等病症。凡内热咳嗽、风热感冒、急性咽喉炎、急性支气管炎患者不宜食用生冷食物，否则会导致咳嗽，加重病情的发展。

忌食甜腻、油腻厚味的食物

味甘、甜腻食物会妨碍脾胃正常运行，导致痰湿滋生，加重咳嗽、咳痰之症，因此感冒患者不宜食用甜点心、蛋糕、糯米类糕点等食物。

肥肉、猪油、油炸食品等油腻食物也容易使人生痰，所以平时痰多、日久不愈者，应少吃或不吃这类食物。

巧用替换食谱，增加食物的多样性

替换食谱是一种新型的健康饮食理念。运用替换食谱，可以在保证饮食营养及功效的基础上，比较自由地选择不同的食物，使呼吸系统疾病患者的饮食富有多样性，在调养疾病的基础上，还能增进患者食欲，补充更为均衡的营养。

例如，猪肺和猪血同有润肺、解毒的功效，可以替换食用。梨和枇杷都有润肺化痰、清热、止咳生津的作用，两者也可以替换食用。玉竹、川贝均为中药材，在具体应用时，可以互相交换食用，如川贝炖雪梨可以与玉竹百合粥替换，两者均有润肺止咳的功效。这些食材对呼吸道有类似的作用，但食物风味不同，口感也不同。

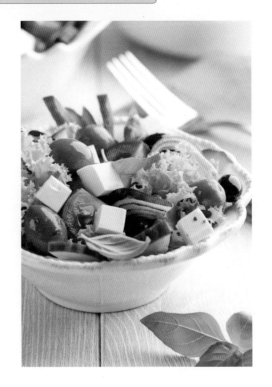

科学饮水，防病又消炎

你知道最简单的保护呼吸道的方式吗？答案是补水。补水有利于提高呼吸道的自净能力，温开水就好，尤其是清晨起床后的第一杯水，必不可少。

水为生命之本，成人每天对水的生理需求最低限度为1500毫升，由于环境和疾病等因素，要相应增加500～1000毫升，这样才能保证肺和呼吸道的润滑，构筑抵御病菌入侵的第一道屏障。

当发生感冒、呼吸道感染等疾病时更要多饮水，保证每天饮水在2500～3000毫升，以促进排毒和补水。

 饮白开水

白开水可以去除细菌和有害的有机化合物，保证某些矿物质不流失。

 吃 汤类食物

汤类食物含水量多，可以补水，还可以为机体增加营养成分，有利于呼吸系统疾病的尽快康复。

 水的正确方法

饮水一定要少量多次、缓慢进行，不宜一次性大量、快速饮水，尤其是老年人。

 水量及时间安排

清晨起床后、进行锻炼之前及临睡前各饮水约200毫升，两餐之间各饮水800毫升左右。

温馨提示：

◎当天烧开的水当天喝！喝自然冷却、搁置时间不超过6小时的白开水，对人体健康最有益。

◎矿泉水不宜作为主要饮用水。

◎适量饮用淡茶水有益健康。

◎如果要喝饮料，最好选择自制的新鲜蔬果汁。

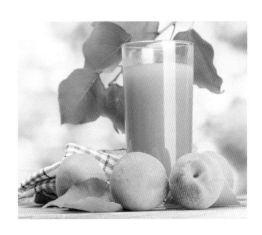

注意饮食卫生，以防"病从口入"

俗话说"病从口入"。自古以来，饮食卫生一直为人们所重视，被看成是养生防病的重要内容之一。归纳起来，主要有以下几点。

食物宜新鲜、清洁

在食品采购上，应该讲究食品卫生。饮食新鲜而不变质，其营养成分很容易被消化、吸收，对人体有益无害；食品清洁，可以防止病从口入，避免被细菌或毒素污染的食物进入机体而发病。

饮食以熟食为主

日常生活中大部分食物不能生吃，需要经过烹调加热后变成熟食才能食用，其目的是使食物更容易被机体消化吸收。同时，加热的过程也可使食物得到清洁、消毒，除掉一些致病菌。

注意日常饮食卫生

◎养成饭前便后洗手的习惯。

◎生吃蔬果要洗净，最好把蔬菜和水果放在淡盐水里浸泡10分钟，再用清水洗净。

◎家用餐具上会沾染各种细菌，要经常消毒；炊具使用后应立即洗净；加工冷荤凉菜的用具容器应事先消毒并保持专用。

◎生、熟食品要分开存放和加工，避免细菌和病毒交叉感染。

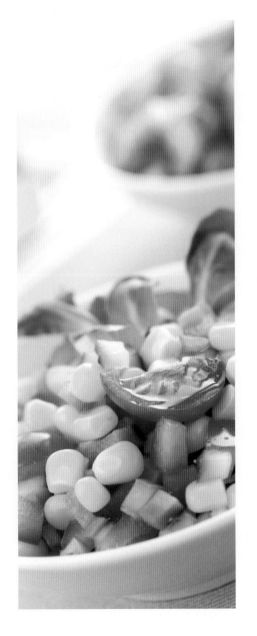

呼吸系统疾病替换食谱，每天不重样

感冒、哮喘、支气管炎、肺炎……常见的呼吸系统疾病，在发病时总有一些饮食禁忌，让你的食欲受到管束。这时，不妨将饮食菜单巧妙替换，这样既能够补充营养，又能让你享受到多样美食，何乐而不为？

病症

急性上呼吸道感染

饮食清淡、稀软、少油

【病症简介】

急性上呼吸道感染，狭义上又称普通感冒，中医称"伤风"。导致急性上呼吸道感染的因素包括细菌和病毒，其中有70%～80%由病毒引起，主要包括鼻病毒、流感病毒、副流感病毒、呼吸道合胞病毒等。普通急性上呼吸道感染起病较急，早期多有咽部干痒或灼热感、流鼻涕、打喷嚏、鼻塞等症状，可伴有咽痛、低热、头痛等症状。受凉、过度疲劳、营养不良或其他全身性疾病等都有可能诱发急性上呼吸道感染。

【饮食原则】

①饮食宜清淡、稀软，多吃新鲜蔬果。蔬菜、水果能促进食欲，帮助消化，满足人体对维生素和矿物质的需求，补充因感冒食欲不振所致的能量等供给不足，增强抗病能力。

②多饮白开水。感冒者常有发热、出汗等症状，体内丧失水分较多。大量饮水可以增进血液循环，加速体内代谢废物的排泄，使体温得到及时的恢复。

③风寒型感冒患者宜选择具有发散风寒、辛温解表的食物，风热型感冒患者宜选择辛凉解表的食物。流行性感冒患者应选择以抗炎、抗病毒为主，以清热、生津作用为辅的食物。

【调理要点】

①根据感冒病因的不同，采取不同的应对措施。如果因受寒或气虚而感冒者应注意保暖防寒，室温可稍高；风热、阴虚感冒，室内宜稍凉，并注意保持适当温度；暑湿感冒则应注意室内的通风，保持空气新鲜，定时开窗换气，避免对流风，做好空气消毒。

②重症患者宜卧床休息。服药后汗出过多者，宜擦干身体后换干爽衣服，以免受凉。热退后可适当活动。同时，患者应保证充分的休息和睡眠，以利康复。

③密切注意患者的体温、血压、呼吸、脉搏、痰色、舌苔及脉象变化。体温变化每日可测2～4次，如有异常情况需及时报告医生处理。

【一周食谱替换】

	早餐	午餐	晚餐
星期一	鸡肉白菜饺（饺子皮50克，鸡肉25克，白菜75克）；苦瓜豆腐汤（苦瓜100克，豆腐150克，枸杞子5克）	山楂白米饭（水发大米120克，山楂35克）；木耳炒鸡片（木耳40克，鸡胸肉100克）；双菇山药汤（平菇80克，香菇80克，山药70克）	小米粥（小米75克）；菜心炒鱼片（菜心200克，生鱼肉150克）；清炒莴笋丝（莴笋100克，胡萝卜25克）
星期二	馒头（面粉60克）；杏仁豆浆200毫升；拌萝卜（白萝卜100克）	二米饭（小米40克，大米80克）；清蒸鲫鱼（鲫鱼80克）；芹菜西蓝花（芹菜100克，西蓝花100克）	白米饭（大米80克）；娃娃菜瘦肉汤（娃娃菜50克，瘦肉50克）；清炒茼蒿（茼蒿100克）
星期三	玉米面条（玉米面80克）；凉拌苦菊（苦菊100克）	白米饭（大米100克）；芥蓝莴笋（芥蓝50克，莴笋50克）；草菇鸡汤（草菇100克，鸡肉50克）	马蹄粥（马蹄20克，大米60克）；双色豆腐汤（猪血100克，豆腐50克）；清炒娃娃菜（娃娃菜100克）
星期四	馒头（面粉80克）；清炒小白菜（小白菜100克）；鲜榨橙汁（橙子100克）	白米饭（大米100克）；肉炒白萝卜（瘦肉50克，白萝卜100克）；蜂蜜酿苦瓜（蜂蜜10克，苦瓜100克）	西红柿煮面片（西红柿50克，面粉80克）；肉丝炒莴笋（瘦肉40克，莴笋100克）
星期五	发糕（面粉80克）；苹果豆浆200毫升	胡萝卜白米饭（胡萝卜40克，大米100克）；清蒸鱼（鱼肉80克）；金针菇煲（金针菇150克，瘦肉30克）	山药粥（山药20克，大米80克）；茭白炒肉片（茭白100克，瘦肉50克）
星期六	蝴蝶面（面粉80克）；雪梨蜂蜜汁（雪梨100克，蜂蜜20克）	二米饭（小米60克，大米60克）；胡萝卜炒肉（胡萝卜100克，瘦肉50克）；西红柿蛋汤（西红柿100克，鸡蛋60克）	鸡丝粥（鸡肉30克，大米60克）；素炒空心菜（空心菜150克）
星期日	馒头（面粉80克）；苦菊银耳沙拉（苦菊50克，银耳50克，圣女果30克）；葡萄豆浆200毫升	白米饭（大米120克）；白果炖鸡（白果20克，鸡肉100克）；豆干炒西蓝花（豆干30克，西蓝花100克）	葱油肉丝面（面条80克，猪瘦肉30克，葱10克）；丝瓜烧花菜（丝瓜50克，花菜50克）

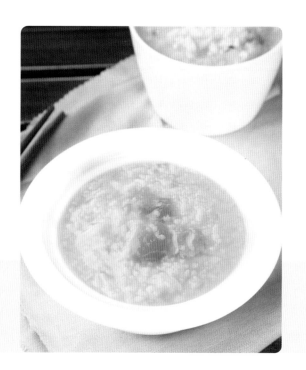

枇 杷二米粥

原料

水发大米140克·水发小米80克·枇杷
100克

调理功效 枇杷中含有苦杏仁苷，能够润肺止
咳、祛痰，改善呼吸道感染引起的咳
嗽，搭配大米、小米煮粥食用，更易
消化吸收。

做法

1. 洗净的枇杷切去头尾，去皮，把果肉
切开，去核，将果肉切成小块，备用。

2. 砂锅中注入适量清水烧开，倒入枇
杷，放入洗好的小米、大米，拌匀。

3. 盖上盖，烧开后小火煮约30分钟至
食材熟透。

4. 揭开盖，搅拌均匀。

5. 关火后盛出煮好的粥即可。

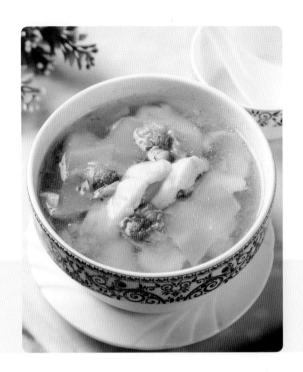

菊 花鱼片

原料

草鱼肉500克·莴笋200克·高汤200毫升·姜片、葱段、菊花各少许

调料

盐4克·鸡粉3克·水淀粉4毫升·食用油适量

| 调理功效 | 用鸡肉熬制的高汤可增强黏液分泌，及时清除呼吸道病毒，搭配鱼片食用能及时为感冒患者补充营养，搭配菊花可清热解毒。 |

做法

1. 洗净去皮的莴笋切成薄片。

2. 处理干净的草鱼肉切成双飞鱼片，取一个碗，倒入鱼片，加入盐、水淀粉，拌匀腌渍片刻。

3. 热锅中注油，倒入姜片、葱段，翻炒爆香，依次倒入清水、高汤，煮开。

4. 倒入莴笋片，搅匀煮至断生，加入少许的盐、鸡粉，倒入鱼片、菊花，搅拌片刻，稍煮一会儿使鱼肉熟透。

5. 关火，将鱼肉盛出装入碗中即可。

病症

咽喉炎

● 多用蒸、煮的烹饪方式

【病症简介】

咽喉炎，可分为急性和慢性两种。急性咽喉炎常为病毒引起，其次为细菌所致，冬春季最为多见。慢性咽喉炎主要是由于急性咽喉炎治疗不彻底导致反复发作，转为慢性，或是因为患各种鼻病，鼻窍阻塞，长期张口呼吸，以及物理或化学因素、颈部放射治疗等经常刺激咽喉部所致。咽喉炎的临床症状表现为自觉咽喉部不适，干、痒、胀，分泌物多而灼痛，易干恶，有异物感，咯之不出，吞之不下，以上症状在说话稍多、食用刺激性食物后、疲劳或天气变化时加重。

【饮食原则】

①多饮水。咽喉炎患者应多饮水，多饮果汁、豆浆，多喝糖水，这样有助于保护嗓子。

②饮食清淡，常吃富含B族维生素的食物。多吃具有酸甘滋阴作用的食物以及富含B族维生素的新鲜蔬菜、水果，能有效消除呼吸道黏膜的炎症；应戒烟禁酒，不宜食用辛辣刺激、容易生痰化热的食物，少食火锅，保持饮食清淡，以免刺激咽喉部导致咽喉炎反复发作。

③注意烹饪方式。烹饪菜肴时宜用蒸、煮等烹饪方式，切忌煎、炸、烤等方式，并少放调味料。

④多吃富含胶原蛋白和弹性蛋白的食物，如猪蹄、猪皮、蹄筋、鱼类、豆类等，有利于慢性咽喉炎损伤部位的修复。

【调理要点】

①注意生活环境。避免接触粉尘、有害气体、空气质量差的环境等，此类环境会对咽部黏膜产生负面影响，应尽量避免接触。

②保持良好的生活习惯。患者要尽量做到起居有规律，不能经常熬夜、开夜车。随时保持口腔的清洁，做到早晚刷牙，饭后漱口，平时多饮水，一些口腔内的炎症要及时治疗。

③注意嗓子的保护。患者应避免长期过度发声，避免接触容易导致慢性过敏性咽喉炎的致敏原。

【一周食谱替换】

	早餐	午餐	晚餐
星期一	猪瘦肉蒸饺（猪瘦肉60克，面粉80克）；西洋参蒸梨（西洋参5克，雪梨100克）	白米饭（大米100克）；山药炖猪蹄（山药100克，猪蹄100克）；凉拌苦菊（苦菊100克）	橄榄粥（橄榄10克，大米60克）；青菜蒸豆腐（上海青100克，豆腐100克）
星期二	蒸肠粉（面粉60克，猪瘦肉30克，鸡蛋1个）；青果豆浆200毫升	山药饭（山药50克，大米80克）；绿豆炖老鸭（绿豆20克，鸭肉100克）；素炒笋丝（竹笋100克）	白米饭（大米80克）；蒸白萝卜肉卷（白萝卜100克，猪瘦肉50克）；葱白利咽汤（葱白2根，桔梗6克，甘草3克）
星期三	馒头（面粉60克）；马蹄萝卜汁（马蹄50克，白萝卜50克）；枸杞蒸红薯（枸杞子10克，红薯50克）	白米饭（大米100克）；枇杷银耳汤（枇杷20克，银耳50克）；肉末蒸蛋羹（猪瘦肉50克，鸡蛋1个，葱5克）	菠萝蜜粥（菠萝蜜20克，大米60克）；凉拌苏叶菜（紫苏叶100克，葱30克）；香菇蒸鸡（香菇20克，鸡肉50克）
星期四	鸡汤挂面（鸡肉30克，面粉80克，鸡汤200毫升）；杏仁豆浆200毫升	红薯饭（红薯20克，大米100克）；马蹄蒸肉饼（马蹄100克，猪瘦肉80克）；白萝卜汤（白萝卜100克）	枸杞粥（枸杞子10克，大米60克）；酱香莲藕蒸排骨（莲藕100克，排骨60克）；清炒芥蓝（芥蓝100克）
星期五	香蕉粥（香蕉50克，大米60克）；蒸豆腐苹果（豆腐100克，苹果50克）	白米饭（大米100克）；虫草煲鸡（冬虫夏草5克，鸡肉100克）；酿香菇（香菇100克）	土豆蒸饭（土豆30克，大米50克）；肉末菜心（猪瘦肉50克，菜心100克）
星期六	芥蓝鸡蛋面（芥蓝50克，鸡蛋1个，面粉80克）；鳄梨汁（鳄梨100克）	白米饭（大米100克）；川贝甘蔗汤（川贝10克，甘蔗30克，猪瘦肉50克）；清蒸丝瓜（丝瓜100克）	白米饭（大米80克）；肉末蒸冬瓜（猪瘦肉50克，冬瓜100克）；西红柿菠菜汤（西红柿100克，菠菜50克）
星期日	玉米面萝卜蒸饺（玉米面60克，白萝卜50克）；黄瓜蜂蜜豆浆200毫升	白米饭（大米100克）；椰子油蒸鱼（草鱼100克）；橄榄油炒胡萝卜（胡萝卜100克，橄榄油10克）	马蹄粥（马蹄30克，大米60克）；肉末蒸白菜（猪瘦肉50克，白菜100克）

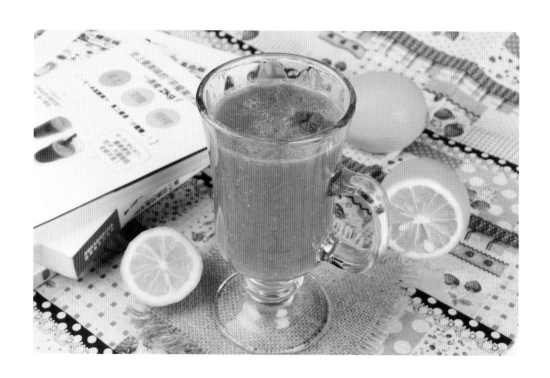

胡萝卜山竹柠檬汁

原料

山竹200克·去皮胡萝卜160克·柠檬50克

| 调理功效 | 山竹具有润燥、清热的功效；柠檬不但能抗菌消炎、清热化痰，还有助于改善咽喉炎引起的呕吐等症状。 |

做法

1. 洗净的柠檬切成瓣儿，去皮。
2. 洗净去皮的胡萝卜切成块。
3. 山竹去柄，切开去皮，取出果肉，待用。
4. 备好榨汁机，倒入山竹、胡萝卜块、柠檬。
5. 倒入适量的凉开水。
6. 盖上盖，调转旋钮至1挡，榨取胡萝卜山竹柠檬汁。
7. 打开盖，将榨好的蔬果汁倒入杯中即可。

玫 瑰 山 药

原料

去皮山药150克·奶粉20克·玫瑰花5克

调料

白糖20克

山药滋阴补肺，能缓解咽喉炎所致的咽干、咽痒的症状，而且这道玫瑰山药成品美观秀气，能勾起食欲。

做法

1. 取出已烧开上汽的电蒸锅，放入备好的山药。

2. 加盖，调好时间旋钮，蒸至熟。

3. 揭盖，取出蒸好的山药。

4. 将蒸好的山药装进保鲜袋中，倒入白糖，放入奶粉。

5. 将山药压成泥状，装盘。

6. 取出模具，逐一填满山药泥，用勺子稍稍按压紧实。

7. 待山药泥稍定型后取出，反扣放入盘中，撒上掰碎的玫瑰花瓣即可。

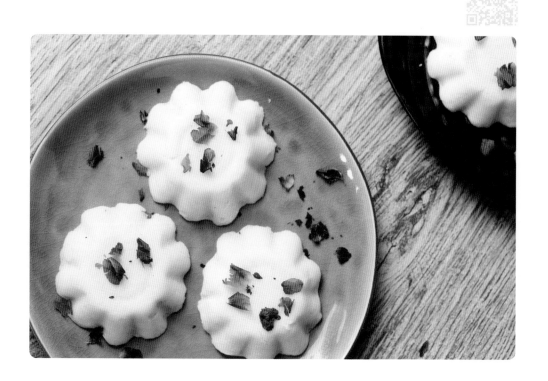

病症

过敏性鼻炎

● 远离刺激性、过敏性食物

【病症简介】

过敏性鼻炎是特应性个体接触变应原后，导致鼻腔黏膜出现非感染性炎症的疾病，可引起多种并发症。多由过敏因素如螨虫、灰尘、动物毛皮、低温等刺激引起。如脱离过敏原，数分钟至2小时内症状即消失。过敏性鼻炎起病急骤，常表现为鼻黏膜充血和分泌物增多，伴有突发的连续喷嚏、鼻痒、鼻塞、大量清涕，无发热，咳嗽较少。

【饮食原则】

①适当进食蜂蜜。蜂蜜中含有微量的蜂毒。蜂毒是蜜蜂体内的一种有毒液体，但在临床上被用于过敏性疾病的治疗。经常喝蜂蜜会对花粉过敏产生一定的抵抗能力。

②忌吸烟和饮用酒类饮料。过敏性鼻炎患者，对外界不良气体的敏感度显著增高，尤其是寒冷和具有刺激性的气体，如直接或间接吸烟、闻乙醇类的气味等，很容易使喷嚏、流涕或鼻塞等症状加重，尤其是郁热熏肺患者。

③尽量避免食用过敏性食品。了解可能诱发过敏性鼻炎发作的某一种或一类食品，当已经发现或证实这一种或一类食物可能会激发过敏性鼻炎时，一定要尽量避免食用，以免加重症状或诱发本病。

【调理要点】

①鼻过敏者须避开过敏原，如花粉、家中尘螨、毛毯或动物皮屑等。维持室内清洁无尘以减少过敏原，可利用吸尘器经常打扫卫生。

②增强体质对过敏性鼻炎患者很重要，平时要注意锻炼身体，可根据患者自身的体质、年龄、爱好，选择不同的锻炼方法。

③防寒保暖。寒是诱发本病的要素。寒能导致气滞血瘀，正气不能御外，抗病力低下，免疫功能失调。故睡眠时踢去被子、空调太冷、不适时宜的穿着、大量喝冷饮、吹冷风等，都应避免。

【一周食谱替换】

	早餐	午餐	晚餐
星期一	杏仁粥（杏仁15克，大米60克）；花生藕夹（花生30克，莲藕100克）	糯米饭（糯米40克，大米60克）；菠菜鸡蛋汤（菠菜100克，鸡蛋1个）；金针菇炒肉（金针菇100克，猪瘦肉50克）	白菜鸡肉饺（白菜100克，鸡肉50克，面粉80克）；木耳炒山药（木耳100克，山药100克）
星期二	西红柿切面（西红柿40克，面粉80克）；草莓蜂蜜汁（草莓50克，蜂蜜10克）	香菇鸡肉饭（香菇20克，鸡肉30克，大米100克）；红枣炖银耳（红枣20克，银耳100克）；素炒小白菜（小白菜100克）	蒸红糖马蹄糕（红糖10克，马蹄50克，大米粉80克）；白萝卜肉卷（白萝卜100克，猪瘦肉100克）
星期三	柠檬米饼（柠檬50克，大米60克）；凉拌木耳（木耳100克）	白米饭（大米100克）；莲藕炖排骨（莲藕100克，排骨100克）；凉拌香菜（香菜100克）	桂圆粥（桂圆10克，大米60克）；金针菇炒肉（金针菇100克，猪瘦肉50克）
星期四	红糖馒头（红糖10克，面粉80克）；苹果汁（苹果100克）	薏米饭（薏米20克，大米100克）；雪梨煲瘦肉（雪梨100克，猪瘦肉100克）；清炒胡萝卜丝（胡萝卜100克）	麦冬小麦粥（麦冬5克，小麦20克，大米20克）；核桃嫩炒莲藕（核桃20克，莲藕100克）
星期五	橘子粥（橘子20克，大米60克）；清炒莴笋丝（莴笋100克）	白米饭（大米100克）；山楂瘦肉汤（山楂10克，猪瘦肉80克）；小炒刀豆（刀豆100克）	香蕉松饼（香蕉30克，面粉80克）；丝瓜汤（丝瓜100克，龙骨汤200毫升）
星期六	西蓝花意面（西蓝花50克，意面80克）；素炒双菇（金针菇100克，香菇50克）	木瓜焖饭（木瓜20克，大米100克）；白萝卜肉丝汤（白萝卜100克，猪瘦肉50克）；炒银耳（银耳100克）	白米饭（大米80克）；茯苓山药煲鸡（茯苓5克，山药50克，鸡肉50克）
星期日	莲子糕（莲子20克，大米60克）；葡萄汁（葡萄100克）	白米饭（大米100克）；板栗炖鸭（板栗100克，鸭肉100克）；素炒小白菜（小白菜100克）	枇杷粥（枇杷20克，大米50克）；胡萝卜炒肉片（胡萝卜100克，猪瘦肉50克）

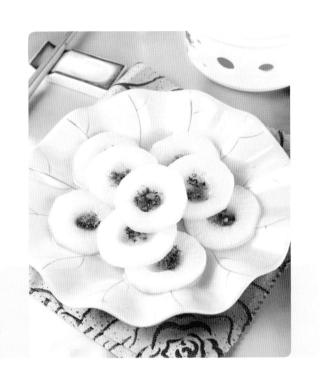

桂花蜂蜜蒸萝卜

原料

白萝卜片260克·桂花5克

调料

蜂蜜30克

调理功效

蜂蜜是功效显著的抗过敏佳品，搭配白萝卜同食，不仅可预防过敏性鼻炎的发作，还能通畅呼吸。

做法

1. 在白萝卜片中间挖一个洞。

2. 取一个盘，放好挖好洞的白萝卜片，加入蜂蜜、桂花，待用。

3. 取电蒸锅，注入适量清水烧开，放入白萝卜。

4. 盖上盖，蒸15分钟。

5. 揭盖，取出白萝卜即可。

香菇木耳焖饭

原料

水发香菇100克·水发大米180克·水发木耳90克·去皮胡萝卜30克·葱段、蒜末各少许

调料

盐、鸡粉各1克·生抽、水淀粉各5毫升·食用油适量

调理功效	木耳肉质细腻、脆滑爽口，味道鲜美，而香菇鲜味浓郁，能增进食欲，两者搭配不仅能强化人体免疫系统，还可以促进机体新陈代谢。

做法

1. 泡好的香菇去蒂，切小块；泡好的木耳切小块；胡萝卜切片，待用。

2. 用油起锅，倒入葱段、蒜末，倒入香菇，放入木耳、胡萝卜，加入生抽，炒匀，注入清水，加入盐、鸡粉，炒匀，用水淀粉勾芡，盛出，装盘待用。

3. 砂锅置火上，注水烧热，倒入大米，加盖，焖至大米变软。

4. 揭盖，倒入炒好的食材，加盖，续焖5分钟至水分收干。

5. 揭盖，关火后盛出，装碗即可。

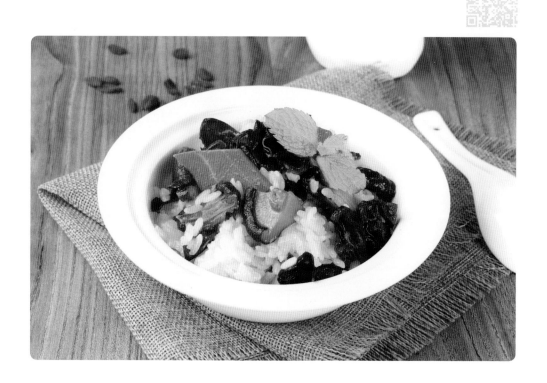

小儿百日咳

摄入半流质食物或软食

【病症简介】

小儿百日咳是由百日咳杆菌引起的急性呼吸道传染病，特征为阵发性、痉挛性咳嗽，伴有深长的"鸡鸣"样吸气性声音，如未得到及时有效的治疗，病程可长达2～3个月，故称"百日咳"。其病原体为百日咳嗜血杆菌，革兰氏染色阴性，可通过患者咳出的飞沫在空气中传播。黏膜分泌物可引起不同程度的呼吸道阻塞而导致肺气肿、肺不张、支气管扩张等。常因继发感染而并发支气管肺炎。长期痉咳可导致肺泡破裂、心脏扩大、末梢小血管破裂，可造成眼结膜、鼻黏膜等处出血。

【饮食原则】

①饮食适量。切忌饮食过饱，因为过饱的饮食会加重胃肠道的负担，造成呼吸系统供血供氧不足，不利于身体的康复。因此，要提倡少吃多餐，这样既有利于消化和吸收，还能补充营养，提高抗病能力。

②尽量摄入半流质食物或软食。患病期间，宜选择细、软、易于消化吸收且易吞咽的半流质食物或软食。因病程较长，故要注意选择热量高、富含优质蛋白质的食物。

③忌食海鲜发物。患儿对海腥、河鲜之类的食物特别敏感，咳嗽期间食入海腥之物会导致咳嗽加剧。这类食物包括海虾、螃蟹、带鱼、蚌肉、淡菜、鳗鱼等。

【调理要点】

①隔离。将患儿隔离至发病后40天或痉咳开始30天后解除隔离。与之相接触的人，应检疫21天，排除感染。但隔离不等于紧闭门窗，百日咳的孩子由于频繁剧烈的咳嗽，肺部过度换气，易造成氧气不足、二氧化碳潴留，应有较多的氧气补充，故室内保持空气流通，对孩子有益无害。

②急性期卧床休息，以保证患儿有足够的睡眠。此时应保持环境安静，病室内冷热适宜，空气新鲜。

③维持口腔清洁。为保持口腔清洁，需每日口腔护理3～4次。呕吐后应及时漱口。

【一周食谱替换】

	早餐	午餐	晚餐
星期一	馒头（面粉80克）；白萝卜肉丝汤（白萝卜100克，猪瘦肉50克）	白米饭（大米100克）；牛奶煨白菜（脱脂牛奶100毫升，白菜100克）；土豆炖鸡肉（土豆100克，鸡肉100克）	嫩豆腐米糊（豆腐50克，碎米60克）；西蓝花炒什蔬（西蓝花100克，木耳50克，银耳50克）
星期二	口蘑稀饭（口蘑40克，大米60克）；蒸南瓜（蜂蜜20克，南瓜100克）	莲藕西蓝花饭（莲藕40克，西蓝花20克，大米100克）；枸杞鸡蛋红枣汤（枸杞子10克，鸡蛋1个，红枣30克）	百部大米粥（百部5克，大米60克）；丝瓜炒瘦肉末（丝瓜100克，猪瘦肉60克）
星期三	莴笋鸡蛋面（莴笋20克，鸡蛋1个，面条80克）；花生仁拌白萝卜（花生仁50克，白萝卜100克）	白米饭（大米100克）；鱼腥草冬瓜瘦肉汤（鱼腥草10克，冬瓜100克，猪瘦肉100克）；橙香果仁菠菜（橙子50克，杏仁10克，菠菜100克）	鸡肉云吞（鸡肉80克，面粉80克）；豆腐蒸苹果（豆腐100克，苹果50克）
星期四	西葫芦蛋饼（西葫芦80克，鸡蛋1个，面粉60克）；西红柿菠菜汤（西红柿100克，菠菜100克）	绿豆陈皮排骨汤（绿豆50克，陈皮10克，排骨100克）；银耳花菜鹌鹑蛋（银耳100克，花菜100克，鹌鹑蛋4个）	百合参粥（百合20克，西洋参5克，大米60克）；山药炒苦瓜（山药100克，苦瓜100克）
星期五	马齿苋瘦肉粥（马齿苋20克，猪瘦肉20克，大米60克）；柠檬银耳浸苦瓜（柠檬50克，银耳100克，苦瓜60克）	白米饭（大米100克）；莲藕炒西芹（莲藕100克，西芹100克）；冬瓜排骨汤（冬瓜100克，排骨100克）	鸡丝米线（鸡肉30克，米线80克）；芦笋素炒菜百合（芦笋100克，菜百合20克）
星期六	砂锅鸭肉面（鸭肉40克，面条80克）；罗汉果柿饼蜜(柿饼30克，罗汉果1个，冰糖15克)	南瓜焖饭（南瓜40克，大米90克）；萝卜炖肉（胡萝卜100克，白萝卜100克，猪瘦肉100克）；杏鲍菇炒芹菜（杏鲍菇100克，芹菜100克）	马蹄粥（马蹄30克，大米60克）；金橘蛋包汤（金橘30克，鸡蛋1个）
星期日	土豆稀饭（土豆20克，大米60克）；鸡蛋羹（鸡蛋1个）；菠菜橘汁（菠菜100克，苹果20克，橘子50克）	白米饭（大米100克）；百合炖排骨（百合20克，排骨100克）；清炒莴笋丝（莴笋100克）	鲜肉饺（猪瘦肉80克，面粉80克）；青果冰糖煲(生青果50克，冰糖15克)

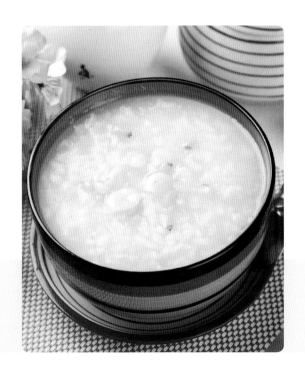

杏仁松子大米粥

原料

水发大米80克·松子20克·杏仁10克

调料

白糖25克

| 调理功效 | 杏仁能宣肺止咳、降气平喘，松子可滋润止咳、养血补液。此二种食材搭配大米煮粥食用，更易消化吸收。 |

做法

1. 砂锅中注入适量清水烧开，倒入大米，拌匀，加盖，大火煮开转小火煮30分钟至米熟。

2. 揭盖，放入松子、杏仁，拌匀。

3. 加盖，用小火续煮约20分钟至食材熟软。

4. 揭盖，放入白糖，搅拌约2分钟至白糖溶化。

5. 关火，将煮好的粥装入碗中即可。

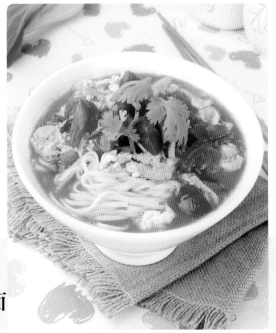

西红柿鸡蛋热汤面

原料

熟面条210克·鸡蛋液60克·西红柿85克·香菜、葱段各少许

调料

盐、鸡粉各3克·食用油适量

调理功效

百日咳是一种消耗性疾病，西红柿鸡蛋热汤面不仅能为百日咳患者补充能量，还能为其补充必要的维生素和矿物质，提高免疫力，促进其康复。

做法

1. 洗净的西红柿对半切开，去蒂，切成小块，待用。
2. 热锅注入适量的油烧热，倒入鸡蛋液，快速翻炒。
3. 将炒好的鸡蛋盛入碗中，待用。
4. 另起锅注入少许的油烧热，倒入葱段，爆香，倒入西红柿，稍微压碎，注入清水至没过食材，倒入鸡蛋，撒上盐、鸡粉，充分拌匀，煮至沸腾。
5. 关火后将煮好的汤盛出，浇在备好的面条上，放上香菜即可。

病症

哮喘

禁食海鲜发物，限盐

【病症简介】

哮喘又名支气管哮喘，是由多种细胞及细胞组分参与的慢性气道炎症。哮喘的致病原因有很多，猫、狗等宠物的皮屑，霉菌等过敏原的侵入，过度疲劳，气候寒冷导致呼吸道感染，天气突变或气压骤降都可能导致哮喘病发作。外源性哮喘常伴有发作先兆，如发作前先出现鼻痒、咽痒、干咳等，发作期间出现喘息、胸闷、平卧困难等；内源性哮喘一般先有呼吸道感染，后逐渐出现喘息、胸闷、气短，常在夜间或清晨发作、加剧，多数患者可自行缓解或经治疗缓解，但缓解较慢。

【饮食原则】

①忌食寒凉生冷的食物。中医学认为，哮喘的缓解期正气多虚，或肺或脾或肾，尤以肺气虚为主，最怕感寒受凉。寒凉的食物，如生冷瓜果，最易损伤肺脾阳气，食后会加重虚寒的症状。哮喘患者更应该特别注意禁食寒凉生冷的食物，防止哮喘复发。

②禁食鱼、虾、蟹等海腥类食物。哮喘病多数由过敏因素而诱发，有些过敏体质者，常因吃了海腥类食物而诱发哮喘。

③限盐。中医学认为，哮喘的诱因常与病人自幼过量吃咸食有关。过量食盐对哮喘病患者可能有致命性的威胁。哮喘病患者应尽量减少盐的摄入量，切忌吃得过咸。

【调理要点】

①防止呼吸道感染，增强免疫力很重要。患者应注意季节性保暖，增加呼吸道的抵抗力。

②室内保持干净整洁，通风换气，最好有阳光照射，经常晒被褥，换洗床单，被褥需温暖适中，卧床宜有靠背支撑，以便因哮喘不能平卧时应用，不在家养狗、猫、花、鸟等，对化妆品、煤气过敏者尽可能不用化妆品和煤气。

③保持良好的精神状态。保持心情愉快，避免情绪紧张。很多哮喘患者因哮喘经久发作，思想负担重，情绪不稳定，特别是儿童，还可能对疾病产生恐惧心理。

【一周食谱替换】

	早餐	午餐	晚餐
星期一	西红柿煮面片（西红柿50克，猪瘦肉20克，面粉80克）；草莓蜂蜜汁（草莓100克，蜂蜜10克）	白米饭（大米100克）；红烧鹅肉（鹅肉100克）；火龙果盏（火龙果150克，西梅20克，香蕉30克）	油麦菜瘦肉粥（油麦菜50克，猪瘦肉20克，大米60克）；红烧白萝卜（白萝卜100克）
星期二	玉米馒头（玉米面80克）；燕窝银耳羹（燕窝6克，银耳30克）	南瓜饭（南瓜20克，大米100克）；百合炖鸡（百合10克，鸡肉80克）；清炒芥蓝（芥蓝100克）	白米饭（大米80克）；肉末蒸豆腐（豆腐100克，猪瘦肉50克）
星期三	牛油果牛奶粥（牛油果30克，牛奶100毫升，大米60克）；凉拌双耳（银耳40克，木耳40克）	白米饭（大米100克）；宫保鸡丁（玉米50克，胡萝卜50克，鸡肉60克）；核桃栗子莲藕汤（核桃10克，莲藕100克，栗子20克，红枣10克）	杏仁粥（杏仁10克，大米60克）；苦瓜酿肉（苦瓜100克，猪瘦肉50克）
星期四	山药红薯糕（山药100克，红薯40克）；樱桃汁（樱桃60克）	薏米饭（薏米10克，大米100克）；黄瓜炒鸭肉（黄瓜100克，鸭肉80克）；菠菜西红柿汤（菠菜100克，西红柿100克）	白米饭（大米80克）；双雪猪肺汤（雪梨20克，雪耳10克，猪肺50克）
星期五	猪肉蒸饺（猪瘦肉50克，面粉80克）；核桃豆浆200毫升	白米饭（大米100克）；佛手瓜瘦肉汤（佛手瓜100克，猪瘦肉80克）；炒西蓝花（西蓝花100克）	香菇鸡肉面（香菇10克，鸡肉20克，面条80克）；石榴汁（石榴100克）
星期六	青菜肉丝面（上海青10克，猪瘦肉20克，面条80克）；银耳羹（银耳100克，冰糖10克）	白米饭（大米100克）；菠萝蜜炖乳鸽（菠萝蜜50克，乳鸽100克）；素炒茼蒿（茼蒿100克）	乌梅粥（乌梅10克，大米60克）；丝瓜炒肉片（丝瓜100克，猪瘦肉40克）
星期日	豆腐脑100克；馒头（面粉60克）；清炒木耳菜（木耳菜80克）	白米饭（大米100克）；西红柿炒西葫芦（西红柿80克，西葫芦60克）；莲藕炖排骨（莲藕100克，排骨100克）	白菜饺（白菜100克，面粉80克）；虫草杏仁汤（冬虫夏草2根，杏仁15克，薏米20克）

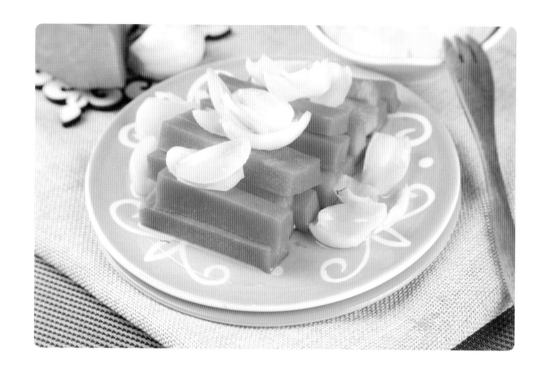

冰 糖百合蒸南瓜

原料

南瓜条130克·鲜百合30克

调料

冰糖15克

<table>
<tr><td>调理功效</td><td>百合富含多种有益成分,有养心安神、润肺止咳的功效;南瓜果胶具有很好的补中益气、消痰止咳的作用。二者搭配同食可预防哮喘发作。</td></tr>
</table>

做法

1. 把南瓜条装在蒸盘中。

2. 放入洗净的鲜百合,撒上适量冰糖,待用。

3. 备好电蒸锅,放入蒸盘,盖上盖,蒸约10分钟,至食材熟透。

4. 断电后揭盖,取出蒸盘,稍微冷却后食用即可。

健 脾 山 药 汤

原料

排骨250克·姜片10克·山药200克

调料

盐2克·料酒5毫升

脾为生化之源，能上输水谷精微濡养肺脏。山药不仅能健脾养胃、防治肺虚咳嗽，还能提高抵抗力，是不可多得的缓解哮喘的食材。

做法

1. 锅中注水烧开，放入切好洗净的排骨，加入少许料酒，拌匀，焯至去除血水及脏污，捞出排骨，装盘待用。

2. 砂锅中注水烧开，放入姜片，倒入焯好的排骨，加入料酒，拌匀，盖上盖，用小火煮至排骨八九成熟。

3. 揭盖，放入山药，拌匀。

4. 盖上盖，用大火煮开后转小火续煮30分钟至食材入味。

5. 揭盖，加入盐，拌匀，盛出汤，装碗即可。

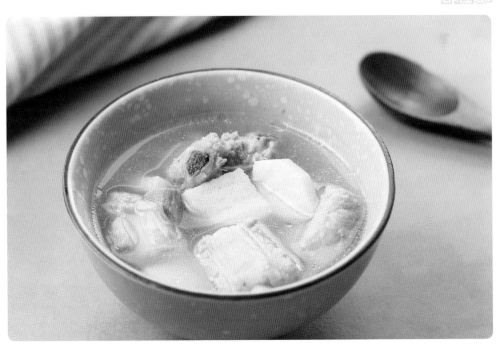

病症

急性支气管炎

饮食清淡，远离刺激性食物

【病症简介】

急性支气管炎是由生物、物理、化学刺激或过敏等因素引起的急性支气管黏膜炎症。临床症状主要为咳嗽和咳痰。常发生于寒冷季节或气候突变时。起病较急，通常全身症状较轻，可有发热。初为干咳或有少量黏液痰，随后痰量增多，咳嗽加剧，偶伴血痰。咳嗽、咳痰可延续2~3周，如迁延不愈，可演变成慢性支气管炎。支气管痉挛时，可出现程度不等的胸闷气促。

【饮食原则】

①平时的饮食应以清淡营养为主。可多食用一些富含维生素、矿物质、蛋白质的食物和具有清热去火功效的食物，如蔬菜、水果、豆制品等。

②不宜暴饮暴食。患者在平时生活中应多喝水，并且饮食要规律有节制，可少食多餐，切记不宜暴饮暴食。同时还应避免食用过冷、过咸、过甜的食物，以免刺激呼吸道而诱发疾病或加重病情。

③忌食海鲜类食物，以免加重病情。这类食物可助火生痰，如黄鱼、虾、蟹等。

④忌食一些辛辣、温补、腥膻的食品，如羊肉、油炸食物、海鲜等，以免刺激呼吸道黏膜，使病情加重。

【调理要点】

①保持呼吸道通畅。鼓励患者咳嗽、咳痰，多应用化痰药物治疗以稀释痰液，便于咳出。加强体位护理，勤翻身、叩背或使用其他物理排痰法。当出现症状时，应尽量取侧卧位。一般健侧卧位利于引痰，可左右交替卧位。

②避毒消敏。有害气体和毒物如二氧化硫、一氧化碳、粉尘等会使病情加重，家中的煤炉散发的煤气能诱发咳喘，厨房居室应注意通风或安装脱排油烟机，以保持室内空气新鲜。寄生虫、花粉、真菌等能引起支气管的特异性过敏反应，应保持室内外环境的清洁卫生，及时清除污物，消灭过敏原。

【一周食谱替换】

	早餐	午餐	晚餐
星期一	包菜卷（包菜100克，面粉80克）；脱脂牛奶250毫升	香菇木耳焖饭（香菇20克，木耳20克，大米饭100克）；胡萝卜炒肉片（胡萝卜100克，猪瘦肉80克）；海带鸡蛋汤（海带100克，鸡蛋1个）	白米饭（大米80克）；佛手瓜薏米排骨汤（佛手瓜100克，薏米10克，排骨80克）
星期二	鸡蛋饼（鸡蛋1个，面粉80克）；豆浆200毫升	土豆饭（土豆20克，大米100克）；萝卜丝煮瘦肉（白萝卜100克，猪瘦肉50克）；清炒藕尖（藕尖100克）	核桃粥（核桃20克，大米60克）；竹笋炒鸡丝（竹笋100克，鸡肉60克）
星期三	馒头（面粉80克）；葡萄汁（葡萄100克）；醋溜木耳包菜（木耳100克，包菜100克）	白米饭（大米100克）；冬瓜烧鹅（冬瓜100克，鹅肉100克）；素炒油麦菜（油麦菜100克）	青菜排骨汤面（上海青20克，排骨汤100毫升，面条80克）；西红柿炒蛋（西红柿100克，鸡蛋1个）
星期四	玉米馒头（玉米面25克，面粉50克）；燕窝橙子（燕窝10克，橙子90克）	白米饭（大米100克）；黄瓜炒里脊肉（黄瓜100克，猪里脊50克）；西红柿菠菜汤（西红柿100克，菠菜100克）	猕猴桃粥（猕猴桃30克，大米60克）；蒸白萝卜（白萝卜100克）
星期五	雪梨粥（雪梨20克，大米60克）；肉末拌豆腐（猪瘦肉50克，豆腐100克）	白米饭（大米100克）；枸杞银耳汤（枸杞子20克，银耳50克）；胡萝卜炒鸡丝（胡萝卜100克，鸡肉50克）	馒头（面粉80克）；土豆片炒肉（土豆100克，猪瘦肉50克）
星期六	苦菊玉米饼（苦菊20克，玉米20克，面粉80克）；白萝卜雪梨汁（白萝卜50克，雪梨50克）	花生焖饭（花生20克，大米100克）；鱼蓉豆腐（草鱼80克，豆腐150克）；凉拌黄瓜丝（黄瓜100克）	阳春面（面条80克，鸡汤100毫升）；木耳炒鸡蛋（木耳100克，鸡蛋1个）
星期日	雪菜鹅肉粥（雪菜20克，鹅肉20克，大米60克）；炒三丝（胡萝卜40克，土豆30克，木耳30克）	白米饭（大米100克）；山药排骨汤（山药100克，排骨100克）；清炒娃娃菜（娃娃菜100克）	樱桃松饼（樱桃50克，面粉80克）；素炒丝瓜（丝瓜100克）

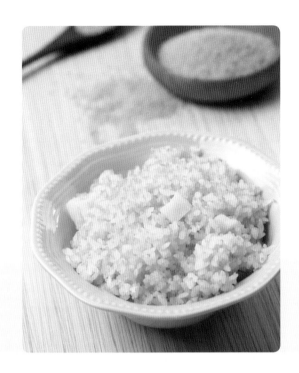

小 米 山 药 饭

原料

水发小米30克·水发大米、山药各50克

调理功效

山药含有皂苷、黏液质，有润滑、滋润的作用，故可益肺气、养肺阴，对急性支气管炎引起的咳嗽有较好的改善作用。

做法

1. 将洗净去皮的山药切小块。

2. 备好电饭锅，打开盖，倒入切好的山药块。

3. 放入洗净的小米和大米，注入适量清水，搅匀。

4. 盖上盖，调至"五谷饭"图标，进入默认程序，煮至食材熟透。

5. 断电后揭开盖，盛出煮好的山药饭即可。

莲藕核桃栗子汤

原料

水发红莲子65克·红枣40克·核桃65克·陈皮30克·鸡肉块180克·板栗仁75克·莲藕100克

调料

盐2克

> **调理功效** 板栗能保证机体基本营养物质供应，具有益气健脾的功效。搭配莲藕、核桃煮汤，能化痰止咳，填补肺气。

做法

1. 洗净的莲藕切块。
2. 锅中注入适量清水烧开，放入鸡块，余煮片刻。
3. 关火后捞出余煮好的鸡块，沥干水分，装入盘中备用。
4. 砂锅中注入适量清水烧开，倒入鸡块、藕块、红枣、陈皮、红莲子、板栗仁、核桃，拌匀。
5. 加盖，煮开后转小火煮2小时至熟。
6. 揭盖，加入盐，搅拌片刻至入味。
7. 盛出煮好的汤，装入碗中即可。

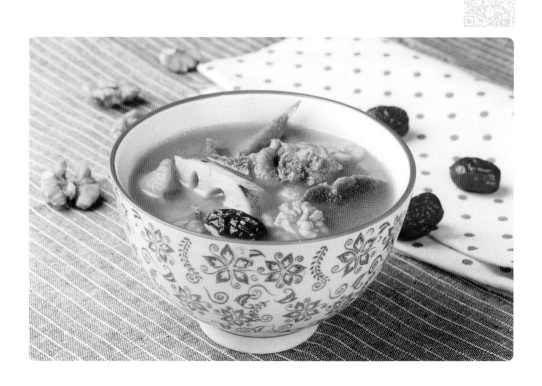

病症

慢性支气管炎

—

● 调养正气，远离刺激性食物

【病症简介】

慢性支气管炎是一种常见病、多发病，是由感染或非感染因素引起的气管、支气管黏膜及其周围组织的慢性非特异性炎症。其主要致病原因为病毒和细菌重复感染，暮秋、冬季是该病多发季节。慢性支气管炎的症状有长期、反复、逐渐加重的咳嗽，咳白色黏液泡沫样痰，咽喉部在呼吸时发生喘鸣音。每年持续3个月，连续2年或2年以上。毛细支气管炎常在上呼吸道感染2～3天后出现持续性干咳和发作性喘憋，常伴中、低度发热。

【饮食原则】

①食物宜清淡，多饮水。新鲜的蔬菜不仅是多种维生素和矿物质的供给来源，且具有清痰、去火、通便等功效。每日应喝1500毫升以上的水，足够的水分可保证呼吸道黏膜的修复，利于痰液稀释和排出。

②若咳嗽日久不愈，会耗伤正气，致使肺脾虚弱。故平时宜多选具有健脾、益肺、补肾、理气、化痰的食物，有助于增强体质，改善症状。

③忌食海鲜、油腻之品。因"鱼生火、肉生痰"，故应少吃黄鱼、带鱼、虾、蟹、肥肉等，以免助火生痰。

④不吃刺激性的食物。辣椒、胡椒、蒜、葱、韭菜等辛辣刺激性的食物，均能刺激呼吸道，使症状加重；菜肴调味也不宜过咸、过甜，冷热要适度。

【调理要点】

①适度锻炼，增强呼吸肌功能。坚持适当的体育锻炼，如散步、太极拳、腹式呼吸锻炼和呼吸操等，可以增强体质，锻炼呼吸肌的肌力和耐力，改善气体交换，提高呼吸道抗病能力。

②注意保暖。感冒是慢性支气管炎发作的一大诱因。寒冷季节气候骤然变化时，要特别注意保暖，冬季居室温度应保持在18℃以上。保暖尤其要注意暖头、暖背、暖足，避免受凉，以防感冒。

【一周食谱替换】

	早餐	午餐	晚餐
星期一	丝瓜粳米泥（丝瓜30克，粳米60克）；竹笋炒肉（竹笋100克，猪瘦肉40克）	白米饭（大米100克）；慈姑炒芹菜（慈姑50克，芹菜100克）；板栗烧乌鸡（板栗100克，乌鸡肉80克）	菌菇稀饭（金针菇35克，胡萝卜20克，香菇10克，绿豆芽10克，软饭80克）；木耳炒肉片（木耳100克，猪瘦肉75克）
星期二	蔬菜饼（菠菜40克，莲藕40克，面粉80克）；红薯叶橙子汁（红薯叶80克，橙汁60毫升）	白米饭（大米100克）；冬瓜银耳排骨汤（冬瓜100克，银耳20克，排骨100克）；香菇烧丝瓜（香菇60克，丝瓜100克）	鸡肉红米饭（鸡肉30克，红米25克，大米50克）；芹菜炒香干（芹菜100克，香干50克）
星期三	馒头（面粉80克）；慈姑炒藕片（慈姑100克，藕片100克）；脱脂牛奶250毫升	胡萝卜炖饭（胡萝卜40克，大米100克）；淡竹竹笋筒骨汤（淡竹叶10克，竹笋100克，筒子骨120克）；素炒红薯丝（红薯100克）	红豆粥（红豆20克，大米40克）；木耳烧花菜（花菜70克，水发木耳20克）
星期四	金针菇鸡丝面（金针菇30克，鸡肉20克，面条80克）；核桃红枣豆浆200毫升	白米饭（大米100克）；豆苗瘦肉芝麻汤（豌豆苗100克，黑芝麻10克，猪瘦肉30克）；清炒荠菜（荠菜100克）	薯香蛋饼（红薯40克，鸡蛋1个，面粉80克）；胡萝卜莲藕汁（胡萝卜50克，莲藕60克）
星期五	红薯蛋奶粥（红薯20克，蛋清10克，牛奶100毫升，大米50克）	红豆饭（红豆20克，大米90克）；鸡肉炖冬瓜（鸡肉100克，冬瓜100克）；素炒油菜（油菜100克）	白米饭（大米80克）；慈姑花菜汤（慈姑60克，花菜100克）
星期六	西红柿鸡蛋饼（西红柿50克，鸡蛋1个，面粉80克）；山药冬瓜汁（山药50克，冬瓜60克）	白米饭（大米100克）；枸杞海参汤（枸杞子10克，海参50克）；素炒丝瓜（丝瓜100克）	紫薯玉米粥（紫薯30克，玉米20克，大米50克）；双耳炒瘦肉（木耳60克，银耳20克，猪瘦肉50克）
星期日	鸡汤水饺（鸡汤100毫升，白菜100克，饺子皮80克）；芝麻菠菜（黑芝麻10克，菠菜100克）	二米饭（小米20克，大米80克）；红烧慈姑排骨（慈姑100克，排骨100克）；姬松茸竹笋汤（姬松茸50克，竹笋100克）	嫩南瓜豆腐饼（嫩南瓜100克，豆腐50克，面粉80克）；胡萝卜豆浆200毫升

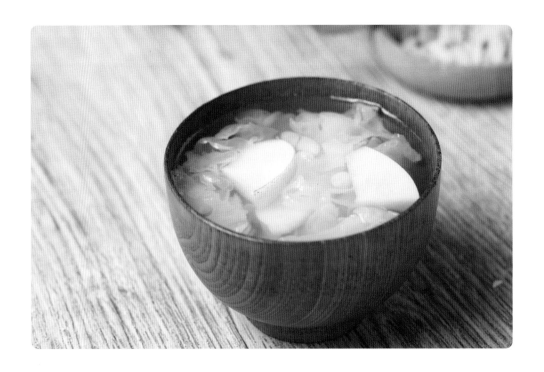

麦 冬银耳炖雪梨

原料

雪梨200克·水发银耳120克·麦冬10克

调料

冰糖30克

<table>
<tr><td rowspan="5">调理功效</td><td>雪梨可生津润燥、清热化痰；银耳具</td></tr>
<tr><td>有益气清肠、滋阴润肺的功效，搭配</td></tr>
<tr><td>麦冬制汤食用，具有较好的益气止咳</td></tr>
<tr><td>之效。</td></tr>
</table>

做法

1. 洗净的雪梨切开，去核，切块。

2. 砂锅注水，倒入泡好的银耳，放入切好的雪梨，倒入麦冬，加入冰糖，搅拌均匀。

3. 加盖，用大火煮开后转小火炖90分钟，使食材有效成分析出。

4. 揭盖，搅拌一下，关火后将煮好的甜品盛入碗中即可。

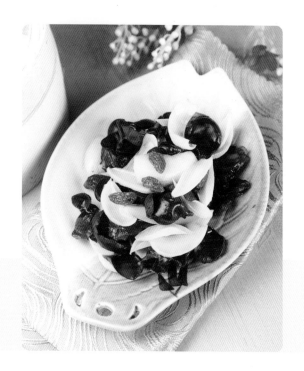

枸 杞百合蒸木耳

原料

百合50克 · 枸杞子5克 · 水发木耳100克

调料

盐1克 · 芝麻油适量

调理功效

木耳搭配枸杞子，既能为人体清除体内毒素，还能增强机体免疫力。与百合同蒸，可清除呼吸道刺激性物质，减少咳嗽的发生。

做法

1. 取空碗，放入泡好的木耳，倒入洗净的百合。

2. 加入洗净的枸杞子，淋入芝麻油，加入盐，搅拌均匀。

3. 将拌好的食材装盘。

4. 电蒸锅注入适量清水烧开，放入备好的食材。

5. 加盖，调好时间旋钮，蒸约5分钟至食材熟透。

6. 揭盖，取出蒸好的菜肴即可。

慢性阻塞性肺疾病

——「三高」饮食

【病症简介】

慢性阻塞性肺疾病，简称"慢阻肺"，是一组以气流受限为特征的肺部疾病，气流受限常呈进行性加重，并伴有肺对有害颗粒或气体的异常炎症反应，主要是吸烟所致的肺部异常炎症反应。慢阻肺起病慢、病程较长，主要症状为晨间咳嗽明显，夜间有阵咳或排痰，一般为白色黏液或浆液性泡沫性痰，可带血丝，清晨排痰较多。急性发作期痰量增多，可有脓性痰。早期在劳力时出现，后逐渐加重，以致在日常活动甚至休息时也感到气短，这是慢阻肺的标志性症状。部分患者特别是重度患者在急性症状加重时会出现喘息。晚期患者会出现体重下降、食欲减退等。

【饮食原则】

①高热量、高蛋白饮食，适当补充矿物质。慢阻肺患者大多都会有组织蛋白和热量严重消耗，且随着病情不断得到控制，组织的修复过程也需要大量的蛋白质和矿物质等。

②高维生素饮食。B族维生素和维生素C可提高机体代谢能力，增进食欲，维护肺部及血管等组织功能；维生素A和维生素E可改善肺部防御功能。这些维生素在各种新鲜蔬果中含量丰富，因此，每日饮食中不可缺少绿叶蔬菜和新鲜水果。

③忌烟酒。大量饮酒可使血管扩张甚至导致出血。吸烟可加重支气管黏膜组织损伤、痉挛，加重病情，属于大忌。

【调理要点】

①加强职业防护和减少空气污染。特别是要减少室内烟尘的污染，这就需要加强厨房的通气设施，减少或放弃使用生物燃料。这样可减少有害气体或有害颗粒的吸入，减轻呼吸道和肺的异常炎症反应。

②适当进行体育锻炼。选择适合自己活动强度的运动，不仅可以增强肌肉的活动能力，还能加强呼吸功能，改善体质。

③对于有慢阻肺高危因素的人群，应定期进行肺功能监测，以尽可能早期发现慢阻肺并及时予以干预。

【一周食谱替换】

	早餐	午餐	晚餐
星期一	瘦肉粥（猪瘦肉10克，包菜30克，大米60克）；百合炒山药（百合20克，山药100克）	白米饭（大米100克）；山药鳝鱼汤（山药50克，鳝鱼100克）；葱香日本豆腐（日本豆腐100克，香葱10克）	肉丝蛋皮面（猪瘦肉20克，鸡蛋1个，面条80克）；素炒萝卜丝（胡萝卜60克，白萝卜60克）
星期二	大排面（排骨50克，面条80克）；鲜橙汁（鲜橙100克）	白米饭（大米100克）；西红柿鸡蛋盅（西红柿100克，鸡蛋1个）；银耳素烩（银耳80克，莴笋70克，胡萝卜60克）	白米饭（大米80克）；猪肉炖冬瓜（猪瘦肉80克，冬瓜100克）
星期三	生菜瘦肉肠粉（生菜20克，猪瘦肉20克，大米粉80克）；豆腐脑200克	白米饭（大米100克）；黄芪乌骨鸡（黄芪10克，乌骨鸡100克）；胡萝卜烧雪菜（胡萝卜100克，雪菜100克）	土豆块焖饭（土豆20克，大米80克）；茶树菇炒鳝丝（茶树菇100克，鳝鱼50克）
星期四	馒头（面粉80克）；脱脂牛奶250毫升；凉拌木耳（木耳100克）	白米饭（大米100克）；鸡蓉蒸鹌鹑蛋（鸡肉50克，鹌鹑蛋5个）；山药炒马蹄（山药100克，马蹄80克）	香菇炖饭（香菇20克，大米80克）；西红柿炒蛋（西红柿100克，鸡蛋1个）
星期五	鳝鱼羹面（鳝鱼40克，面条80克）；百合豆浆200毫升	白米饭（大米100克）；双色豆腐汤（猪血80克，豆腐100克）；胡萝卜片小炒肉（胡萝卜100克，猪瘦肉50克）	鸡丝粥（鸡肉20克，大米60克）；水煮蛋白菜汤（鸡蛋1个，白菜100克）
星期六	山药粥（山药20克，大米60克）；木耳炒蛋（木耳100克，鸡蛋1个）	南瓜饭（南瓜20克，大米90克）；黄瓜炖排骨（黄瓜100克，排骨100克）；素炒菠菜（菠菜100克）	青菜瘦肉蝴蝶面（上海青40克，猪瘦肉30克，蝴蝶面80克）；凉拌鸡丝（鸡肉50克）
星期日	发糕（大米粉80克）；胡萝卜圣女果牛奶（胡萝卜30克，圣女果30克，脱脂牛奶150毫升）	白米饭（大米100克）；粉蒸鳝片（蒸肉粉10克，鳝鱼100克）；包菜蛋汤（包菜100克，鸡蛋1个）	玉米粥（玉米30克，大米60克）；家常豆腐（豆腐100克）

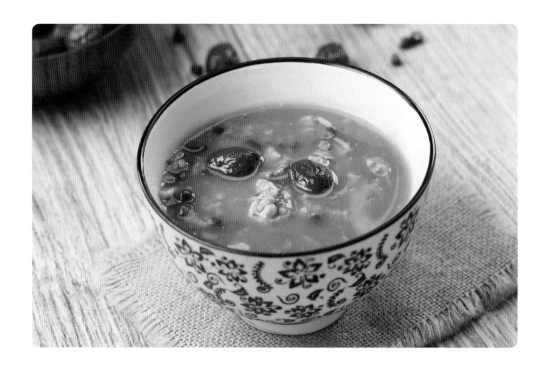

紫 米核桃红枣粥

原料

水发紫米250克·水发红豆150克·核桃仁8克·红枣3枚

调料

红糖15克

调理功效

本品所用食材主要为谷物类，均含有丰富的B族维生素，不但能满足患者的营养需求，还能促进代谢，维护肺部功能。

做法

1. 砂锅中注入适量清水，倒入备好的红豆、紫米。

2. 加入红枣、核桃仁，拌匀。

3. 加盖，大火煮开转小火煮1小时至食材熟软。

4. 揭盖，倒入红糖，拌匀。

5. 关火，将煮好的粥盛出，装入碗中即可食用。

西 红 柿 炒 山 药

原料

去皮山药200克·西红柿150克·大葱10克·大蒜5克

调料

盐、白糖各2克·鸡粉3克· 水淀粉、食用油各适量

> **调理功效** 山药能健脾止渴、固肾益精，搭配营养丰富、清肺补血的西红柿能为慢性阻塞性肺疾病患者提供营养，填补津液和正气。

做法

1. 洗净的山药切成块状，洗好的西红柿切成小瓣。

2. 将处理好的大蒜切成片，洗净的大葱切成段。

3. 锅中注水烧开，加入盐、食用油，倒入山药，焯至断生，捞出，装盘备用。

4. 用油起锅，倒入大蒜、一半的葱段、西红柿、山药，炒匀，加入盐、白糖、鸡粉，炒匀，倒入水淀粉，炒匀，加入剩余的葱段，翻炒约2分钟至熟。

5. 将焯好的菜肴盛出，装入盘中即可。

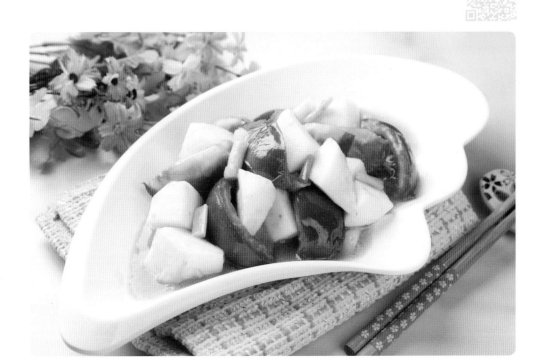

间质性肺疾病

—

● 适量吃水果，远离辛辣

【病症简介】

间质性肺疾病是一组主要累及肺间质、肺泡和细支气管的肺部弥漫性疾病，通常亦称作弥漫性实质性肺疾病。间质性肺疾病并不是一种独立的疾病，它包括200多个病种。尽管每一种疾病的临床表现、实验室检查和病理学改变有各自的特点，然而，它们具有一些共同的临床、呼吸病理生理学和胸部X线特征。表现为渐进性劳力性气促、限制性通气功能障碍伴弥散功能降低、低氧血症和影像学上的双肺弥漫性病变。病程多缓慢进展，逐渐丧失肺泡-毛细血管功能单位，最终发展为弥漫性肺纤维化和蜂窝肺，导致呼吸功能衰竭而死亡。

【饮食原则】

①适量吃一些水果。间质性肺疾病患者适量地多进食水果和多饮水对疾病的康复有利。但不宜吃甘温的水果，如杏、桃、橘子、李子等，以免助热生痰。如果寒凉性质的水果吃得过量，也会损伤到脾胃的阳气，有碍运化功能，不利于疾病的康复。

②避免吃一些辛辣、油腻的食物。辛辣食品易化热伤津，性质温热，本病多属热病，两热相加，会使病情加重。酒也属辛热之品，可刺激气管及咽喉，引起局部充血水肿，本病患者应禁用。大多数油腻食物属温热食品，湿滞为痰，可生内热，不利于患者早日康复。

③戒烟。阻止肺进一步损害的最好方法就是停止刺激，所以间质性肺疾病患者最重要的就是戒烟。

【调理要点】

①在治疗阶段，患者应该以科学的态度、积极平和的心态面对疾病。

②避免感染。感染后会加重症状和病情，不要忽视呼吸上的微小变化及加重的咳嗽，应该及时向医生汇报自身新发的症状或症状的新变化，以便尽快治疗，保护自身健康。

③定期随诊。及时关注自身的疾病可以更快恢复健康，可以使医生了解治疗效果，及时调整方案。

【一周食谱替换】

	早餐	午餐	晚餐
星期一	紫甘蓝面条（紫甘蓝60克，面条100克）；清香肉末蒸冬瓜（猪瘦肉30克，冬瓜100克）	西红柿烩饭（西红柿50克，大米100克）；百合香芋煲（百合10克，香芋100克）；清炒口蘑（口蘑100克）	荔枝红枣糙米粥（荔枝20克，红枣10克，糙米60克）；清炒藕片（藕片100克）
星期二	鸡肉橘子粥（鸡肉20克，橘子20克，大米60克）；木耳炒山药片（木耳100克，山药100克）	白米饭（大米100克）；马蹄甘蔗胡萝卜瘦肉汤（马蹄100克，甘蔗100克，胡萝卜100克，猪瘦肉50克）；香菇炒西葫芦（香菇100克，西葫芦100克）	白菜焖面糊（白菜50克，面粉80克）；银耳枸杞炒鸡蛋（银耳20克，枸杞子10克，鸡蛋1个）
星期三	豆芽荞麦面（豆芽30克，荞麦面80克）；雪梨盅（雪梨100克）	肉松软米饭（肉松20克，大米100克）；枸杞煮绿豆（枸杞子10克，绿豆60克）；竹荪炒鸭（竹荪80克，鸭肉100克）	奶味软饼（脱脂牛奶50毫升，面粉80克）；百合扣金瓜（百合20克，南瓜100克）
星期四	杏仁粥（杏仁10克，大米60克）；西红柿豆腐（西红柿100克，豆腐100克）	白米饭（大米100克）；冬瓜山药排骨汤（冬瓜100克，山药100克，排骨100克）；清炒荠菜（荠菜100克）	菠菜肉末面（菠菜50克，猪瘦肉30克，面条100克）；核桃炒莲藕（核桃10克，莲藕100克）
星期五	玉米面萝卜蒸饺（胡萝卜50克，玉米面粉20克，面粉60克）；丝瓜素炒金针菇（丝瓜100克，金针菇100克）	白米饭（大米100克）；蜂蜜红薯银耳羹（蜂蜜10克，红薯100克，银耳100克）；口蘑炒鸡块（口蘑100克，鸡肉100克）	芹菜糙米粥（芹菜50克，糙米20克，大米40克）；苹果鸡肉粒（苹果100克，鸡肉60克）
星期六	菠菜牛奶碎米粥（菠菜50克，脱脂牛奶100毫升，碎大米60克）；草菇炒雪里蕻（草菇100克，雪里蕻100克）	红豆饭（红豆20克，大米90克）；鱼腥草金银花瘦肉汤（鱼腥草20克，金银花10克，猪瘦肉100克）；橄榄菜炒茭白（橄榄菜50克，茭白100克）	鸡蓉玉米面（鸡肉20克，玉米面80克）；木耳枸杞蒸蛋（木耳50克，枸杞子10克，鸡蛋1个）
星期日	菜肉包子（包菜100克，猪瘦肉20克，面粉80克）；西红柿蛋汤（西红柿100克，鸡蛋1个）	白米饭（大米100克）；玉米板栗红枣鸡（玉米100克，板栗100克，红枣10克，鸡肉80克）；香菇豆腐酿黄瓜（香菇100克，豆腐100克，黄瓜100克）	白扁豆粥（白扁豆10克，大米60克）；雪梨蒸排骨（雪梨100克，排骨60克）

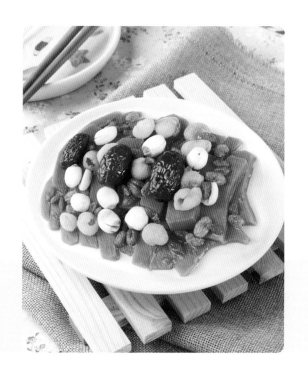

香甜五宝蒸南瓜

原料

南瓜肉240克·枸杞子5克·桂圆肉、红枣、莲子各10克·葡萄干5克·葱花3克

调料

盐3克·白糖15克

| 调理功效 | 南瓜中富含多种氨基酸、类胡萝卜素、维生素C、锌等成分，有助于增强人体抵抗力。 |

做法

1. 将洗净的南瓜肉切片。

2. 取一蒸盘，放入南瓜片，摆放整齐，撒上盐，放入备好的桂圆肉、葡萄干、莲子、红枣和枸杞子，加入白糖。

3. 备好电蒸锅，烧开水后放入蒸盘，盖上盖，蒸至食材熟透。

4. 断电后揭盖，取出蒸盘，稍微冷却后食用即可。

山药党参鹌鹑汤

原料

鹌鹑肉300克・山药30克・党参20克・姜片15克・枸杞子8克

调料

盐3克・鸡粉2克・料酒12毫升

调理功效

间质性肺疾病对机体的损害是多方面的，所以应提高机体的抗病能力。山药、党参搭配鹌鹑煲汤能增强体质、和中补虚，对间质性肺疾病有很好的调理作用。

做法

1. 锅中注入适量清水烧开，倒入洗净的鹌鹑肉，淋入少许料酒。

2. 用大火煮一会儿，余去血渍及杂质，捞出鹌鹑肉，沥干待用。

3. 砂锅中注水烧开，放入姜片，加入洗净的山药、党参、枸杞子，倒入鹌鹑肉，淋入料酒提味，盖上盖，煮沸后用小火煮约40分钟，至食材熟透。

4. 揭盖，加入少许盐、鸡粉，拌匀调味，续煮一会儿，至汤汁入味。

5. 盛出煮好的鹌鹑汤，装入碗中即可。

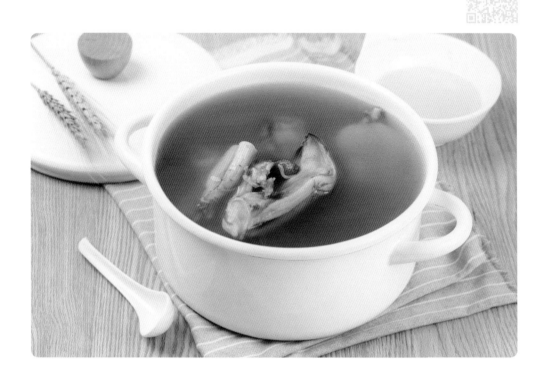

病症

肺炎

—

● 进食高营养、清淡的食物

【病症简介】

肺炎是一种常见病，我国每年约有250万例肺炎发生，其是由各种不同原因引起的肺组织急性渗出性炎症，病因很多，感染、化学、物理和免疫原性损伤均可致病。其中，细菌性肺炎是最常见的肺炎，也是最常见的感染性疾病之一和常见的呼吸系统疾病。轻症肺炎多出现不规则热，咳嗽较频，初为刺激性干咳，逐渐发展为咳嗽有痰，在咳嗽和发热后多出现气促，伴随精神不振、食欲减退等全身症状。而重型肺炎除呼吸系统症状和全身中毒症状外，常有循环、神经和消化系统受累的表现。

【饮食原则】

①进食高营养的流质或半流质食物。对于伴有发热的肺炎患者应该多饮水，以利于毒素的排出。但牛奶、果汁、白肉等食物应注意适量食用。

②忌辛辣油腻食物。肺炎属急性热病，消耗人体正气，易于导致消化功能降低，食物应以高营养、清淡、易消化为宜。

③多吃富含维生素A的食物。维生素A对维持肺炎患者呼吸道及胃肠道黏膜的完整性及黏膜表面抗体的产生有益，此类食物有动物肝脏、鸡蛋黄、鱼肝油等。

④禁烟酒。肺炎虽然常见，但较少在健康人群发生，在机体防御功能受损时肺炎容易发生，这些损害机体防御功能的因素通常称肺炎的易患因素，如吸烟、酗酒等。

【调理要点】

①患者应卧床休息，病室要求空气新鲜，温度保持18～20℃，湿度为60%左右，环境要清洁舒适，开窗通风时应注意给患者保暖，防止受凉。

②多翻身拍背，帮助呼吸道分泌物排出。患者咳嗽多，睡觉时会很难受，家属记得多给患者翻身拍背，帮助患者把呼吸道的分泌物排出。

③进食时使患者头稍高取侧卧位，或半卧位。侧卧位时呼吸道的分泌物易排出，可减少误吸。

【一周食谱替换】

	早餐	午餐	晚餐
星期一	苹果柳橙粥（苹果30克，柳橙30克，大米60克）；山药炒木耳（山药100克，木耳100克）	白米饭（大米100克）；润肺百合蒸雪梨（百合20克，雪梨100克）；奶汤锅子鱼（鲫鱼100克，玉兰片5克，香菇10克，脱脂牛奶100毫升）	玉米鸡蛋蒸米饼（玉米50克，鸡蛋1个，大米粉80克）；木耳烧豆腐（木耳100克，豆腐100克）
星期二	碎肉拌面（猪瘦肉20克，面条80克）；生梨红枣白果汤（梨子100克，红枣10克，白果10克）	胡萝卜豆腐饭（胡萝卜30克，豆腐50克，大米80克）；鸡肝扒油菜（鸡肝100克，油菜100克）；鱼腥草炖鸡蛋（鱼腥草10克，鸡蛋1个）	水果粥（香蕉30克，猕猴桃20克，大米60克）；芹菜香干（芹菜100克，香干100克）
星期三	嫩南瓜豆腐饼（南瓜100克，豆腐50克，面粉50克）；鸭梨杏仁饮（鸭梨100克，杏仁10克）	铁锅焖白米饭（大米100克）；兔肉白萝卜煲（兔肉100克，白萝卜100克）；核桃苹果拌菠菜（核桃10克，苹果20克，菠菜100克）	金银花瘦肉粥（金银花5克，猪瘦肉20克，大米60克）；素炒木耳（木耳100克）
星期四	生菜肉丝面（生菜20克，猪瘦肉20克，面条80克）；韭菜炒金针菇（韭菜100克，金针菇100克）	南瓜饭（南瓜50克，大米80克）；芦笋炒猪肝（芦笋100克，猪肝100克）；无花果炖雪梨（无花果10克，雪梨100克）	鸡蛋灌饼（鸡蛋1个，面粉80克）；枇杷虫草花老鸭汤（枇杷20克，虫草花5克，鸭肉60克）
星期五	米饼水果夹（葡萄20克，柚子20克，荔枝20克，大米粉80克）；菠萝蜜甘蔗汁（菠萝蜜50克，甘蔗汁100毫升）	白米饭（大米100克）；莲子百合炖肉（莲子20克，百合10克，猪瘦肉80克）；凉拌苦菊（苦菊100克）	莲子胡萝卜糕（莲子20克，胡萝卜50克，大米粉60克）；木耳蒸鲫鱼（木耳100克，鲫鱼50克）
星期六	芹菜猪肉饺（芹菜80克，猪瘦肉50克，面粉80克）；蜂蜜蛋花羹（蜂蜜10克，鸡蛋1个）	山药焖饭（山药40克，大米80克）；润肺梨汤（梨80克，猪瘦肉50克，红枣10克）；马蹄鸭肝片（马蹄100克，鸭肝100克）	菊花鸭梨粥（菊花5克，鸭梨50克，大米60克）；茄汁草菇（西红柿100克，草菇100克）
星期日	蒸南瓜饼（南瓜100克，面粉60克）；薏米百合汤（薏米20克，百合10克）	白米饭（大米100克）；板栗烧猪肉（板栗100克，猪瘦肉100克）；鸡蛋黄炒黄瓜（鸡蛋黄1个，黄瓜100克）	胡萝卜青菜饭卷（胡萝卜100克，上海青50克，大米80克）；香菇油麦菜豆腐汤（香菇100克，油麦菜100克，豆腐100克）

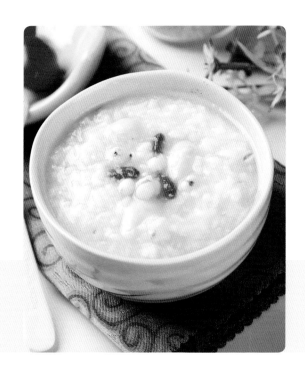

白 果薏米粥

原料

水发薏米80克·水发大米80克·白果30克·枸杞子3克

调料

盐3克

白果中含有的白果酸、白果酚，具有抑菌杀菌的作用，可帮助肺炎患者抗击病菌的危害，尽快康复。

做法

1. 砂锅中注入适量清水烧开，倒入薏米、大米，拌匀。

2. 加盖，大火烧开后转小火煮30分钟至米熟软。

3. 揭盖，放入白果、枸杞子，拌匀。

4. 加盖，续煮10分钟至食材熟软。

5. 揭盖，加入盐，搅拌至入味。

6. 关火，将煮好的粥盛出，装入碗中即可食用。

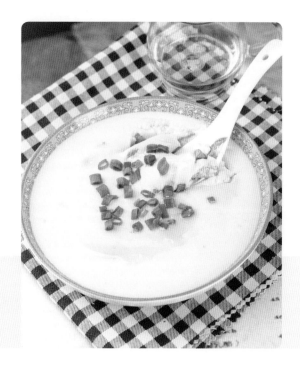

猪 肝鸡蛋羹

原料

猪肝90克·鸡蛋2个·葱花4克

调料

盐、鸡粉各2克·料酒10毫升·芝麻油适量

调理功效

猪肝中的维生素B_2可以补充机体重要的辅酶，协助机体完成排毒。另外，猪肝中还含有维生素A和微量元素硒，能增强人体的免疫力，抗击急性传染性肝炎。

做法

1. 洗净的猪肝切片。

2. 锅中注水烧开，倒入猪肝片，去除血水和脏污，捞出，沥干装盘，待用。

3. 取空碗，倒入清水，加入盐、鸡粉、料酒，拌匀，打入鸡蛋，搅拌成蛋液。

4. 取干净的盘子，将焯好的猪肝铺均，倒入搅匀的蛋液，封上保鲜膜。

5. 取出已烧开上汽的电蒸锅，放入食材，加盖，调好时间旋钮，蒸至熟。

6. 揭盖，取出蒸好的猪肝鸡蛋羹，撕去保鲜膜，淋入芝麻油，撒上葱花即可。

病症

肺结核

● 蛋白质和热量充足的饮食

【病症简介】

肺结核在21世纪仍然是严重危害人类健康的主要传染病。肺结核的致病菌为结核分枝杆菌，其传染源主要是继发性肺结核的患者，飞沫传播是肺结核最重要的传播途径。患者咳嗽较轻，干咳或有少量黏液痰。若合并支气管结核，则表现为刺激性咳嗽。结核累及胸膜时可表现为胸膜性胸痛，随呼吸运动和咳嗽加重。干酪样肺炎和大量胸腔积液患者会出现呼吸困难。全身症状以发热最为常见，多为长期午后潮热，即下午或傍晚体温开始升高，翌晨降至正常。部分患者有倦怠乏力、盗汗、食欲减退和体重减轻等症状。

【饮食原则】

①补充充足的优质蛋白质。蛋白质的增加可直接提高人体的免疫力，因此，每天要补充充足的优质蛋白，如猪瘦肉、家禽、乳类、蛋类等。

②供给充足的热量。因为肺结核患者经常有低热或高热，热量消耗比正常人高，每日每公斤体重应供给热量40～50千卡。饮食要多样化，粗细粮要合理搭配。

③肺结核病人常有咳嗽、咳痰、痰中带血等症状，此时除了给予营养丰富的饮食外，还可选用一些杏仁、海蜇、马蹄、百合、银耳、莲子、梨、核桃等止咳化痰、养阴润肺的食物。

【调理要点】

①早期症状明显，需卧床休息，随着体温恢复、症状减轻，可下床活动，参加户外活动及适度的锻炼。部分轻症病人可在坚持治疗的情况下继续从事轻体力工作，以不引起疲劳或不适为宜。

②尽力改善患者的生活条件与居住环境，室内应定时通风，特别是晨起、午后、夜间睡觉前。有盗汗应及时用温毛巾擦干汗液，勤换内衣，必要时每天更换床单，有条件者每天淋浴。患者所接触的物品都要消毒，包括餐具、痰盂等。

③打喷嚏时应以卫生纸或手帕掩住口鼻。保持口腔清洁，尤其在夜间入睡前。

【一周食谱替换】

	早餐	午餐	晚餐
星期一	菠菜汁香菇肉饺子（菠菜50克，香菇50克，猪瘦肉30克，面粉80克）；百合莲子汤（百合20克，莲子20克）	茄汁黑鱼片（西红柿50克，黑鱼100克）；芝麻酱拌菠菜（芝麻酱10克，菠菜100克）	白米饭（大米80克）；香菇蒸蛋（香菇100克，猪瘦肉30克，鸭蛋1个）
星期二	西红柿面疙瘩（西红柿20克，面粉80克）；脱脂牛奶250毫升	白米饭（大米100克）；甲鱼炖豆腐（甲鱼100克，豆腐100克）；手撕茄子（茄子100克）	红枣百合粥（红枣10克，百合10克，大米60克）；藕片炒肉（莲藕100克，猪瘦肉60克）
星期三	猪瘦肉芹菜蒸饺（猪瘦肉40克，芹菜80克，面粉80克）；鲜榨甘蔗汁（甘蔗200克）	山药饭（山药30克，大米100克）；百部白果炖水鸭（百部5克，白果10克，水鸭肉100克）；香菇烧丝瓜（香菇100克，丝瓜100克）	山药枸杞粥（山药20克，枸杞子10克，大米60克）；鸡蛋肉墩卷（鸡蛋1个，猪瘦肉60克）
星期四	南瓜馒头（南瓜20克，面粉80克）；牛奶玉米鸡蛋羹（玉米20克，鸡蛋1个，脱脂牛奶100毫升）	白米饭（大米100克）；红枣炖乌鸡（红枣20克，乌鸡肉100克）；柠檬酿冬瓜（柠檬50克，冬瓜100克）	排骨汤面（排骨40克，面条100克）；蛋黄拌豆腐（鸡蛋黄1个，豆腐100克）
星期五	西葫芦蛋饺（西葫芦100克，鸡蛋1个，面粉80克）；新鲜藕汁（莲藕100克）	南瓜饭（南瓜20克，大米90克）；猪骨煲奶白菜（白菜100克，筒子骨100克，牛奶100毫升）；橙汁山药（香橙50克，山药100克）	燕窝粥（燕窝5克，大米60克）；芝麻肉片（芝麻10克，猪瘦肉60克）
星期六	莲子糕（莲子20克，大米粉80克）；百合炖梨（百合20克，雪梨100克）	白米饭（大米100克）；百部红枣老母鸡汤（百部5克，红枣10克，老母鸡肉100克）；西芹炒藕丁（西芹100克，藕丁100克）	西红柿鸡蛋打卤面（西红柿50克，鸡蛋1个，面条80克）；凉拌菠菜根（菠菜根100克）
星期日	鸡肉白菜饺（鸡肉50克，白菜100克，面粉80克）；清炖银耳（银耳100克）	白米饭（大米100克）；莴笋炒猪肝（莴笋100克，猪肝80克）；莲子马蹄羹（莲子30克，马蹄100克）	白米饭（大米80克）；胡萝卜玉米排骨汤（胡萝卜50克，玉米80克，排骨100克）

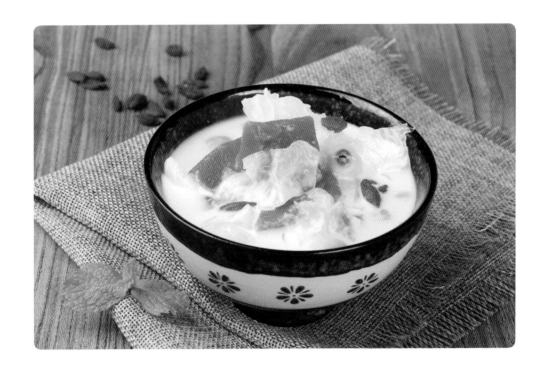

木 瓜银耳炖牛奶

原料

去皮木瓜135克·水发银耳100克·水发枸杞子15克·水发莲子70克·牛奶100毫升

调料

冰糖45克

> 调理功效
>
> 牛奶富含优质蛋白质，可满足肺结核患者对蛋白质的需求，同时木瓜、银耳均有止咳、润肺的功效。

做法

1. 木瓜切块；泡好的银耳切去黄色根部，再切块，待用。

2. 砂锅注水烧开，倒入银耳块，加入泡好的莲子，搅匀，放入冰糖，加盖，用大火煮开后小火炖30分钟至食材熟软。

3. 揭盖，倒入木瓜块，放入泡好的枸杞子，倒入牛奶，将食材搅匀。

4. 加盖，用大火煮开后转小火炖15分钟至甜品汤入味。

5. 揭盖，关火后盛出炖好的甜品汤，装碗即可。

川贝梨煮猪肺

原料
雪梨100克·猪肺120克·川贝粉20克·姜片少许

调料
冰糖30克

川贝具有补肺养气、镇咳止痰的功效，与润肺止咳的雪梨一起搭配以形补形的猪肺，共同煮汤，可缓解肺结核症状，修复肺组织的损伤。

做法
1. 锅中注入清水，放入猪肺，拌匀。
2. 盖上盖，煮开后用中火煮约2分钟，汆去血水。
3. 揭盖，用勺撇去浮沫，捞出煮好的猪肺，过冷水，洗净，沥干后装盘待用。
4. 砂锅中注入适量高汤烧开，放入洗净去皮切好的雪梨，倒入汆过水的猪肺，加川贝粉、姜片，拌匀。
5. 盖上盖，烧开后转中火煮至熟。
6. 揭盖，加适量冰糖，拌煮至溶化。
7. 盛出煮好的汤料，装入碗中即可。

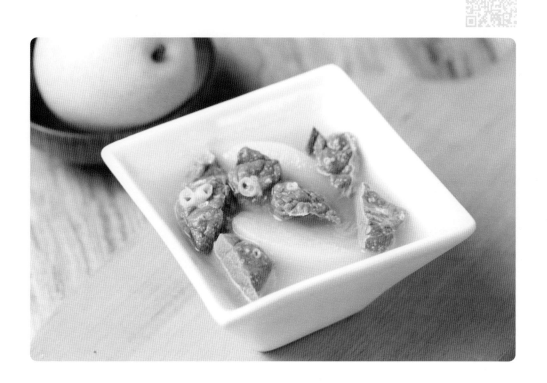

病症

肺癌

—

● 平衡饮食，少食多餐

【病症简介】

原发性支气管癌，简称肺癌，为起源于支气管黏膜或腺体的恶性肿瘤。吸烟、空气污染、工业废气、放射线、遗传都是肺癌的高危因素。咳嗽为肺癌的早期症状，常为无痰或少痰的刺激性干咳，当肿瘤引起支气管狭窄后咳嗽可加重，多为持续性，呈高调金属音性咳嗽或刺激性呛咳。肿瘤向管腔内生长者可有间歇或持续性痰中带血；肿瘤转移到肺门淋巴结引起部分气道阻塞时，可有呼吸困难、气短、喘息，偶尔表现为喘鸣，听诊时可发现局限或单侧哮鸣音。全身症状有发热、体重下降。

【饮食原则】

①根据病情来确定饮食。从清流质饮食开始，食物要清淡、细软、易消化吸收，因为在治疗时会有可能引起消化系统的功能障碍。若胃肠道无不良反应，再过渡到半流食、普食。

②平衡饮食，少食多餐。对于肺癌患者，目前医学界推崇平衡饮食、少食多餐的饮食方式，每餐八分饱。

③通过口服补充肠内营养制剂及制品，如肺病专用型肠内营养粉、全营素粉、酸奶、乳清蛋白粉、多种维生素等有利于改善肺癌患者的营养状况。

④少吃糖。肺功能不好的患者不宜吃纯甜食物，可以选择高脂低碳水化合物膳食，有利于减轻呼吸负荷。

【调理要点】

①呼吸功能锻炼。对于进行过肺癌切除术的患者应尽早进行呼吸功能锻炼，做扩胸运动，同时深呼吸，通过扩胸动作增加通气功能，做腹式呼吸，挺胸时深吸气，收腹时深呼气，改善胸腔的有效容量和呼吸功能。

②注重心理防护。癌症病人的精神负担之重可想而知，容易悲观、厌世。一方面，病人自身应坚强面对疾病，树立战胜癌症的坚定信念。另一方面，患者的好友亲属应多给予鼓励，要随时观察并与病人沟通思想，合理安排其生活起居，维持病人生存的希望。

【一周食谱替换】

	早餐	午餐	晚餐
星期一	西红柿鸡蛋面（西红柿50克，鸡蛋1个，面条80克）；蓑衣黄瓜（黄瓜100克）	白米饭（大米100克）；肉酱花菜泥（猪瘦肉20克，花菜100克）；清味茄子（茄子100克）	红枣百合粥（红枣30克，百合10克）；猴头菇扒上海青（猴头菇100克，上海青100克）
星期二	鸡肉橘子粥（鸡肉30克，橘子20克，大米60克）；清炒白菜（白菜100克）	白米饭（大米100克）；海带筒子骨汤（海带100克，筒子骨100克）；香芹炒木耳（香芹100克，木耳100克）	白米饭（大米60克）；紫薯炒玉米（紫薯100克，玉米50克）
星期三	豆腐胡萝卜饼（豆腐50克，胡萝卜50克，面粉80克）；脱脂牛奶250毫升	白米饭（大米100克）；菜百合蒸南瓜（菜百合40克，南瓜100克）；沙参甲鱼汤（沙参10克，甲鱼100克）	雪梨粥（雪梨30克，大米60克）；竹荪炖鸡（竹荪100克，鸡肉50克）
星期四	馒头（面粉80克）；葡萄小米绿豆浆200毫升；清炒黄瓜（黄瓜100克）	红薯焖饭（红薯30克，大米100克）；紫甘蓝炒鸡丝（紫甘蓝100克，鸡肉100克）；鳄梨芹菜西红柿汤（鳄梨60克，芹菜40克，西红柿100克）	白米饭（大米80克）；芦笋瘦肉汤（芦笋100克，猪瘦肉50克）
星期五	白菜猪肉饺（白菜100克，猪瘦肉50克，面粉80克）；西红柿豆腐汤（西红柿60克，豆腐100克）	白米饭（大米100克）；蒜苗白萝卜丝（蒜苗100克，白萝卜100克）；丝瓜煮泥鳅（丝瓜100克，泥鳅100克）	白米饭（大米80克）；香菇炒山药（香菇100克，山药100克）
星期六	汤面蒸饺（雪里蕻50克，猪瘦肉20克，排骨汤100毫升，面粉80克）；苹果豆浆200毫升	紫薯饭（紫薯20克，大米100克）；松茸乌鸡汤（松茸100克，乌鸡100克）；清炒荠菜（荠菜100克）	海参当归粥（海参30克，当归10克，大米60克）；芦笋扒冬瓜（芦笋100克，冬瓜100克）
星期日	香菇肉丝面（香菇30克，猪瘦肉20克，面条80克）；清炒包菜（包菜100克）	白米饭（大米100克）；牡蛎汤（牡蛎100克）；紫苏黄瓜（紫苏10克，黄瓜100克）	红枣菊花羹（红枣10克，菊花5克，大米60克）；草菇扒芥蓝（草菇100克，芥蓝100克）

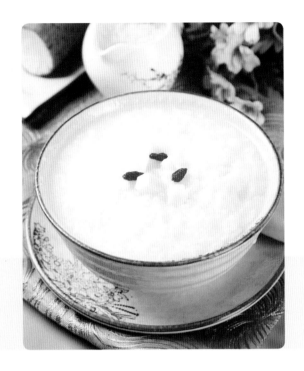

山 药粥

原料

大米150克·山药80克·枸杞子若干粒

山药富含多糖，可刺激和调节人体免疫系统，具有抗肿瘤的作用，且能止咳、止血，对肺癌有改善作用。

做法

1. 山药洗净去皮，切片，再切条、切成丁。
2. 砂锅中注入适量的清水大火烧热。
3. 倒入洗净的大米、山药，搅拌片刻。
4. 盖上锅盖，大火烧开后转小火煮30分钟。
5. 掀开锅盖，搅拌片刻。
6. 将煮好的粥盛出，装入碗中，点缀上枸杞子即可。

玫 瑰 湘 莲 银 耳 煲 鸡

原料

鸡肉块150克·水发银耳100克·鲜百合35克·水发莲子40克·干玫瑰花、桂圆肉、红枣各少许

调料

盐少许

> 调理功效
>
> 此款菜品具有抗辐射和抗肿瘤的功效，因其所含的多糖物质及所富含的硒等微量元素，可以增强机体抗肿瘤的免疫能力，增强肿瘤患者对放疗、化疗的耐受力。

做法

1. 锅中注入适量清水烧热，倒入洗净的鸡肉块，拌匀，汆煮约2分钟，去除血渍后捞出，沥干水分，待用。

2. 砂锅中注入适量清水烧热，倒入汆好的鸡肉块，放入洗净的莲子、银耳，撒上备好的桂圆肉、干玫瑰花，倒入洗净的红枣，放入鲜百合，搅散、拌匀。

3. 盖上盖，烧开后转小火煮约150分钟，至食材熟透。

4. 揭盖，加入少许盐，拌匀、略煮，至汤汁入味，盛出鸡汤，装在碗中即可。

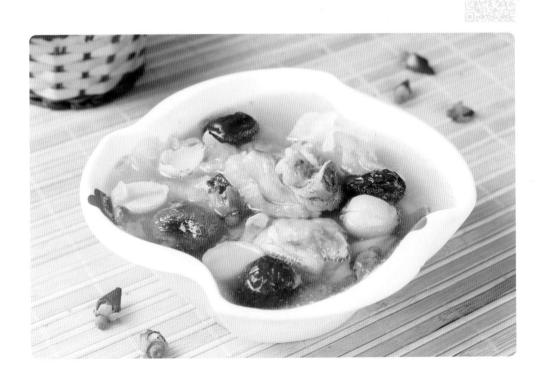

营养食材轻松替换，花样餐桌任你选

燕窝和银耳同样有润肺化痰、清热解毒的功效，菠菜和上海青都是对呼吸道和肺有帮助的食物……大自然是一个天然的食材宝库，只要食物营养相近，您又喜欢吃就可以相互替换，让您的餐桌花样百出。

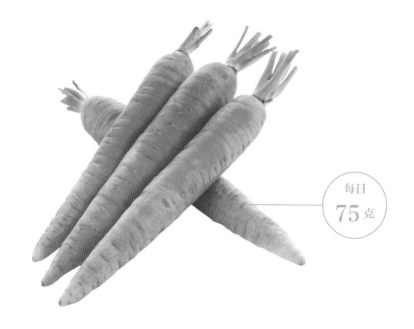

每日
75克

蔬菜

胡萝卜

主要营养成分 | 性味归经

性味归经　性平，味甘；归肺、脾经

主要营养成分　胡萝卜素、维生素 B₁、维生素 B₂、钙、铁

【呼吸系统调理功效】

胡萝卜中所含的胡萝卜素在人体内能分解为维生素 A，而维生素 A 可影响多个系统黏膜细胞的生物合成，当呼吸系统的气管黏膜缺乏维生素 A 时，黏膜上皮组织就会发生改变，从而导致功能异常，容易引发气管炎、肺炎等呼吸系统疾病。胡萝卜还有祛痰、下气定喘的功效，长期食用可对呼吸系统起到保护作用。

【食用注意事项】

妇女过多食用胡萝卜后，摄入的过量胡萝卜素会引起闭经，抑制卵巢的正常排卵功能。因此，欲生育的妇女不宜过多食用胡萝卜。
胡萝卜最好不要生食，因为胡萝卜素没有脂肪很难被吸收，生吃容易造成浪费。

胡 萝卜糊

原料

胡萝卜碎 100 克·粳米粉 80 克

调理功效	胡萝卜富含胡萝卜素，可增强呼吸道的免疫功能，搭配粳米制成糊食用，清淡易消化，不仅有助于保护呼吸道，帮助患者及早康复，还能提高患者免疫力。

做法

1. 备好榨汁机，倒入胡萝卜碎，注入清水，盖好盖子。

2. 选择第二挡位，机器运转约 1 分钟，即可搅碎食材，榨出胡萝卜汁，断电后倒出汁水，装在碗中，待用。

3. 把粳米粉装在碗中，倒入榨好的胡萝卜汁，边倒边搅拌，调成米糊，待用。

4. 奶锅置于旺火上，倒入米糊，拌匀，用中小火煮约 2 分钟，使食材成浓稠的黏糊状。

5. 关火，将煮好的胡萝卜糊盛入小碗。

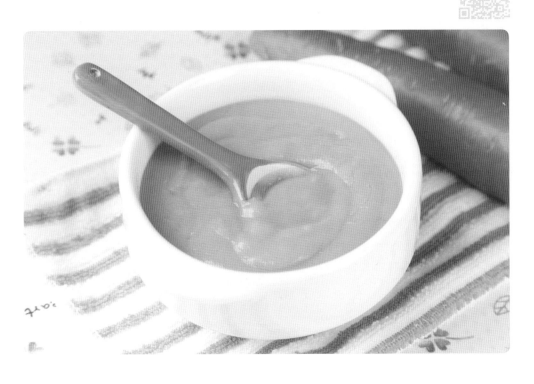

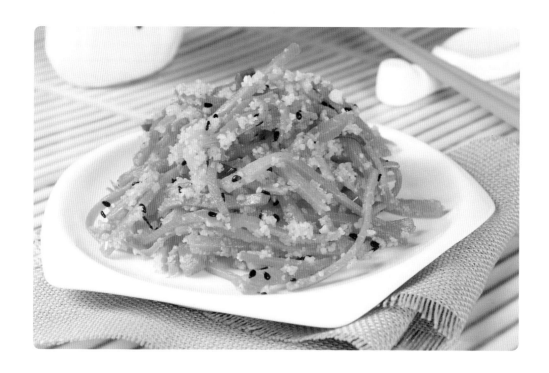

粉 蒸胡萝卜丝

原料

胡萝卜 300 克·蒸肉米粉 80 克·黑芝
麻 10 克·蒜末、葱花各少许

调料

盐 2 克·芝麻油 5 毫升

> 调理功效
> 胡萝卜中丰富的胡萝卜素可保护黏膜
> 细胞，防止黏膜受细菌伤害，对维持
> 呼吸道健康有很大帮助。

做法

1. 将洗净去皮的胡萝卜切片，再切丝，
倒入碗中，加入少许盐。

2. 将蒸肉米粉倒入胡萝卜丝中，搅拌
片刻，再装入蒸盘中。

3. 蒸锅上火烧开，放入蒸盘，盖上锅盖，
大火蒸 5 分钟至入味。

4. 掀开锅盖，将蒸好的胡萝卜取出，
倒入碗中，加入蒜末、葱花。

5. 撒上黑芝麻，再淋入芝麻油，搅匀，
装入盘中即可。

白萝卜

可替换食材

白萝卜中含有芥子油、淀粉酶和粗纤维，具有止咳化痰的作用。白萝卜能增加机体免疫力，咳嗽不止或发生慢性气管炎时，把白萝卜汁当茶喝，能止咳定喘。

白萝卜汤

原料

白萝卜 300 克

调料

冰糖 20 克

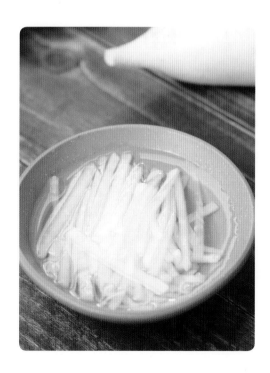

做法

1. 将洗净去皮的白萝卜切片，再切成丝，备用。
2. 砂锅中注入适量清水烧开，倒入白萝卜丝，搅散。
3. 盖上盖，煮 10 分钟至食材熟透。
4. 揭开盖，放入适量冰糖。
5. 搅拌均匀，煮至冰糖溶化。
6. 关火后盛出煮好的白萝卜汤，装入碗中即可。

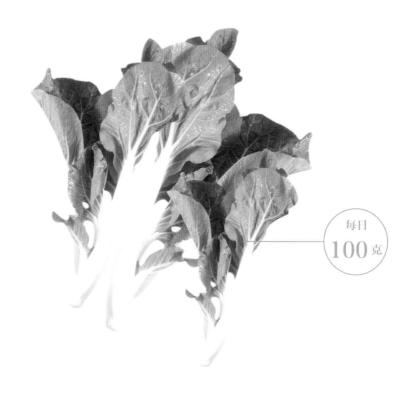

蔬菜

小白菜

每日
100克

主要营养成分

膳食纤维、胡萝卜素、B族维生素、维生素C

性味归经

性温，味甘；归大肠、小肠、胃经

【呼吸系统调理功效】

小白菜为餐桌上的常见菜，是含维生素和矿物质最丰富的蔬菜之一，适合一般人群食用。其所含的胡萝卜素和维生素C等远高于其他蔬菜，可为保证人体需要提供物质条件，也可预防多种疾病的发生。小白菜还可增强机体免疫能力，从而保护呼吸系统，对预防感冒等有一定的作用。

【食用注意事项】

脾胃虚寒、大便溏薄者，不宜多食小白菜。小白菜也不宜生吃，最好熟吃，这样营养更容易被吸收。

小白菜因质地娇嫩，容易腐烂变质，一般是随买随吃，保存在冰箱内，也只能放1~2天，否则会腐烂和造成营养流失。

蚝油香菇小白菜

原料

小白菜 150 克·香菇 100 克

调料

盐 2 克·蚝油 10 克

调理功效

小白菜可预防感冒，而香菇具有健胃助食、清热解毒、益气安神、预防感冒等功效，二者搭配食用，可有效防止感冒及其引发的食欲不振、内热等不适。

做法

1. 洗净的小白菜切去根部；洗好的香菇去柄，底部切花刀成六角形。
2. 将切好的香菇放在小白菜上。
3. 蚝油中放入盐，倒入约 20 毫升温水，搅匀。
4. 将搅匀的调料淋在小白菜和香菇上，封上保鲜膜。
5. 将食材放入微波炉，加热 4 分钟至熟。
6. 取出熟透的菜肴，撕开保鲜膜即可。

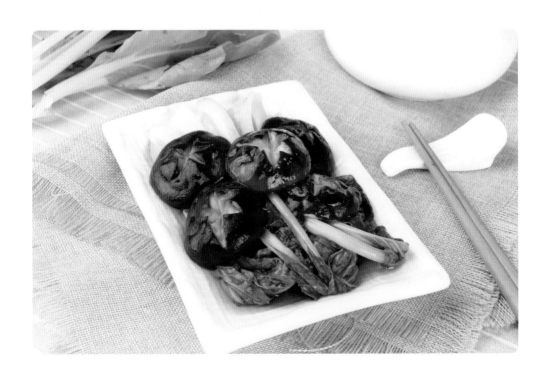

娃娃菜

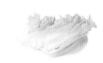

可替换原因

娃娃菜是半耐寒性蔬菜，有肥大的肉质直根和发达的侧根。其中所含有效成分可以起到增强人体抵抗力的作用，具有润喉去燥、生津止渴、预防感冒等功效。

鸡汤娃娃菜

原料

娃娃菜 60 克·鸡汤 150 毫升·枸杞子、葱花各适量

调料

盐、鸡粉各 2 克·黑胡椒粉适量

做法

1. 处理好的娃娃菜切去根部，对半切开，再切成丝。

2. 取杯子，放入娃娃菜、枸杞子，倒入鸡汤。

3. 加入盐、鸡粉、黑胡椒粉，搅拌均匀，再将保鲜膜盖上。

4. 电蒸锅注水烧开，放入杯子，盖上锅盖，调转旋钮定时蒸 10 分钟。

5. 待时间到后揭开盖，将杯子取出，揭开保鲜膜即可。

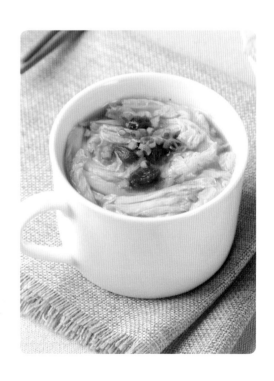

大白菜

可替换食材

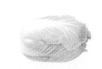

大白菜有解热除烦、生津解渴、清热解毒的作用，可用于治疗肺热咳嗽、咽喉肿痛等症。古代医书上记载，大白菜有治疗感冒、咳嗽的功效。

蒜汁蒸大白菜

原料

大白菜 180 克·蒜末 15 克

调料

盐 3 克·鸡粉 2 克·食用油适量

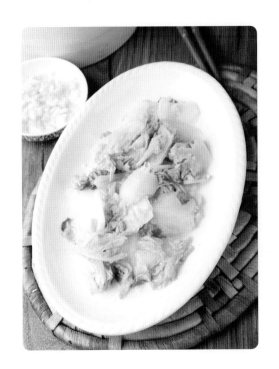

做法

1. 摆好一个容器，倒入处理好的大白菜，加入少许盐，搅拌均匀，腌渍片刻。
2. 将多余的水倒出，加入蒜末、鸡粉、食用油，搅拌均匀，倒入蒸盘内，待用。
3. 将备好电蒸锅烧开，放入备好的大白菜。
4. 盖上锅盖，将时间旋钮调至 3 分钟。
5. 到时间后掀开锅盖，将大白菜取出即可。

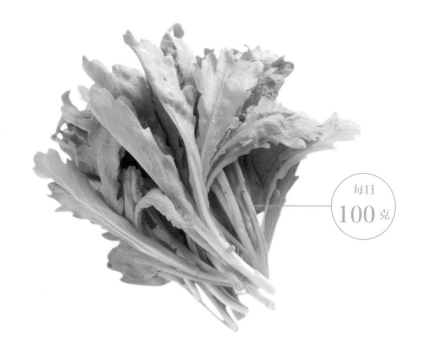

蔬菜

茼蒿

每日
100克

性味归经

性温，味甘、涩；归肝、肾经

主要营养成分

维生素、胡萝卜素、蛋白质、多种氨基酸、钾

【呼吸系统调理功效】

茼蒿有蒿之清气、菊之甘香，一般营养成分无所不备，含有丰富的维生素、胡萝卜素、蛋白质及多种氨基酸等营养物质，可以消痰开郁、辟秽化浊，经常食用还有助于抵抗呼吸系统受到的感染，有润肺补肝、止咳的功效。中医认为，茼蒿除可食用外，根、茎、叶、花都可入药，有润肺、清痰散热的功效。

【食用注意事项】

茼蒿辛香滑利，胃虚腹泻者不宜多食。

茼蒿中的芳香精油遇热易挥发，烹调时应以旺火快炒。

茼蒿清洗时不宜直接用清水，最好使用盐水，以防菜上面有农药、化肥等残留物。

蒸 茼蒿

原料

茼蒿 350 克·面粉 20 克·蒜末少许

调料

生抽 10 毫升·芝麻油适量

茼蒿中含有的特殊香味的挥发油，有宽中理气、消食化积的作用，可以通过气机的梳理使呼吸道更顺畅，有助于改善呼吸系统疾病的各种不适症状。

做法

1. 将择洗好的茼蒿切成同等长的段。

2. 取一个大碗，倒入茼蒿、面粉，拌匀，将其装入盘中待用。

3. 蒸锅上火烧开，放入茼蒿，盖上锅盖，大火蒸 2 分钟至熟。

4. 在蒜末中倒入生抽、芝麻油，搅拌均匀制成味汁。

5. 掀开锅盖，将茼蒿取出，装入盘中，配上味汁即可食用。

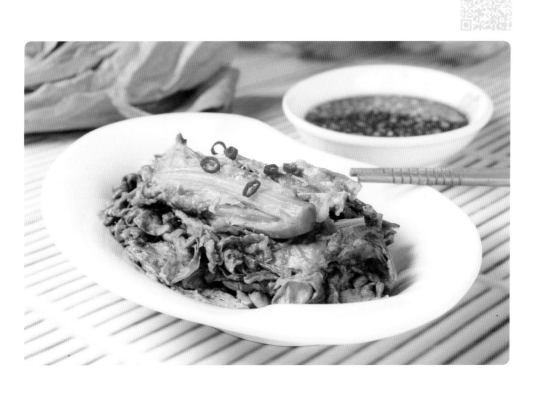

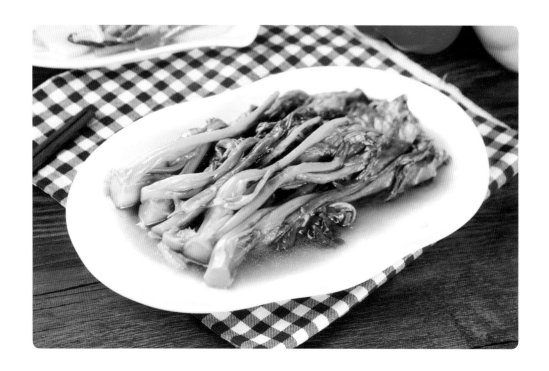

蚝油茼蒿

原料

茼蒿 300 克·蚝油 30 克

调料

盐、鸡粉各少许·水淀粉 4 毫升·食用油适量

> **调理功效** 茼蒿中的有效成分能解除咽喉部的局部痒感，从而阻断咳嗽反射，且能稀释呼吸道炎症分泌物的黏稠度，使之易咳出，有利于止咳祛痰。

做法

1. 锅中注入食用油烧热，倒入洗净的茼蒿，炒至变软。
2. 放入蚝油，加入少许盐、鸡粉，翻炒匀，至茼蒿入味。
3. 淋入适量水淀粉，快速翻炒均匀。
4. 关火，盛出炒好的食材，装入盘中即可。

西洋菜

可替换食材

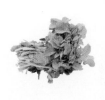

🍎 可替换原因

西洋菜味甘、苦，性寒，入肺、膀胱经。具有清燥润肺、化痰止咳、利尿等功效，是治疗肺痨的理想食物。西洋菜对呼吸系统非常有益，适宜秋高气爽的时候食用。

上 汤西洋菜

原料

西洋菜150克·大蒜10克·枸杞子3克·上汤适量

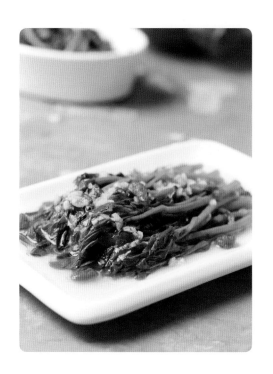

调料

鸡精3克·盐5克·味精、食用油各适量

做法

1. 热锅注油，放入大蒜炸香，捞出。
2. 锅底留油，倒入适量清水，加少许鸡精、盐、味精搅匀烧开。
3. 倒入洗净的西洋菜，煮半分钟至熟，捞出西洋菜，装入碗内备用。
4. 热锅注油，倒入上汤，加入适量盐、鸡精、味精搅匀。
5. 倒入大蒜、枸杞子煮沸制成汤汁，再将汤汁浇在西洋菜上即可。

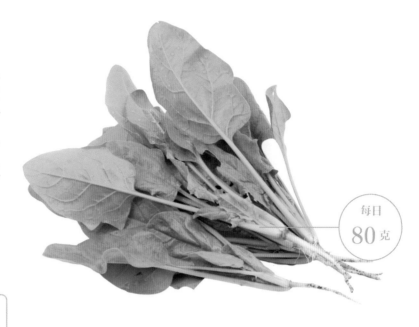

蔬菜

菠菜

每日
80克

主要营养成分

粗纤维、胡萝卜素、维生素C、钙、叶酸

性味归经

性凉，味甘、辛；归大肠、胃经

【呼吸系统调理功效】

菠菜可为人体提供多种营养物质，其中胡萝卜素的含量大大高于其他蔬菜，能提高机体预防传染病的能力，有利于防治呼吸系统疾病。此外，菠菜中所含的丰富核黄素又有预防慢性咽炎、口角溃疡、舌炎等疾病的作用。菠菜熟后软滑易消化，特别适合老、幼、病、弱者食用。

【食用注意事项】

肾炎、肾结石患者不宜食用，脾虚便溏者不宜多食。
圆叶品种的菠菜草酸含量高，食用此种菠菜时宜先焯水，去除草酸的同时，也能去掉菠菜本身的涩味。此外，煮菠菜，在菜叶绿时，加少许盐，菜叶就不易变黄。

菠菜糊

原料

水发大米 130 克·菠菜 50 克

菠菜被称为肺癌的"免死金牌",这是因为菠菜中含有多种抗氧化物和类胡萝卜素,可防治自由基损伤所致的肺癌,有助于肺癌患者的日常调养。

做法

1. 锅中注入适量清水烧开,放入洗净的菠菜,煮至变软后捞出,放凉后切成碎末,待用。

2. 奶锅中注水烧开,放入洗净的大米,烧开后转小火煮约 35 分钟至煮成粥。

3. 揭盖,搅动几下,关火后盛入碗中,加入菠菜碎末,搅匀,制成菠菜粥,待用。

4. 备好榨汁机,倒入菠菜粥,盖好盖子,搅碎食材,断电后倒出菠菜糊。

5. 奶锅置于旺火上,倒入菠菜糊,拌匀,大火煮沸,关火后盛出即可。

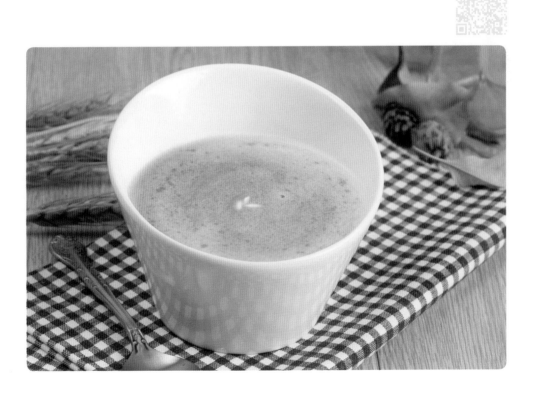

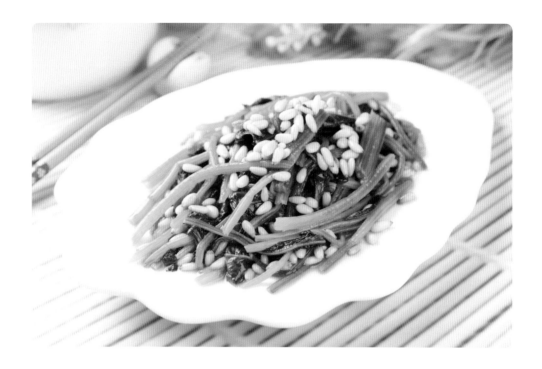

松 仁 菠 菜

原料

菠菜 270 克·松仁 35 克

调料

盐 3 克·鸡粉 2 克·食用油 15 毫升

调理功效

松仁含多种营养元素,具有滋阴润肺等多种功效,搭配对呼吸系统十分有益的菠菜,可清肺,提高机体免疫力。

做法

1. 洗净的菠菜切 3 段。

2. 冷锅中倒入适量的食用油,放入松仁,用小火翻炒至香味飘出。

3. 关火后盛出炒好的松仁,装碟,往松仁里撒上少许盐,拌匀,待用。

4. 锅留底油,倒入切好的菠菜,用大火翻炒 2 分钟至熟,加入盐、鸡粉,炒匀。

5. 关火后盛出炒好的菠菜,装盘待用。

6. 撒上拌好盐的松仁即可。

上海青

可替换食材

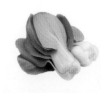

上海青味辛，性温，入肝、肺、脾经，具有清热解毒的作用。其含有大量胡萝卜素和维生素C，能够增强人体免疫力，多吃上海青还有助于保护呼吸系统。

鸡汁上海青

原料

上海青 400 克·鸡汁适量

调料

盐 10 克·水淀粉 10 毫升·味精、白糖各 3 克·食用油适量

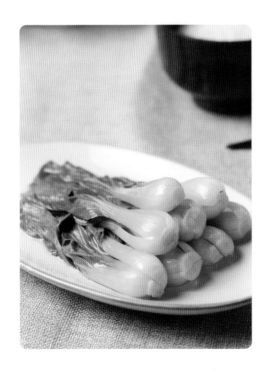

做法

1. 将洗净的上海青菜头切上十字花刀，装入盘中备用。

2. 锅中倒入约 1000 毫升清水烧开，加少许食用油，倒入上海青拌匀，煮约 1 分钟后捞出。

3. 炒锅置火上，注入少许食用油烧热，倒入上海青。

4. 倒入鸡汁，加入盐、味精、白糖，炒匀调味。

5. 加入少许水淀粉，拌炒均匀。

6. 将炒好的菜装盘，浇上原汤汁即可。

苦菊

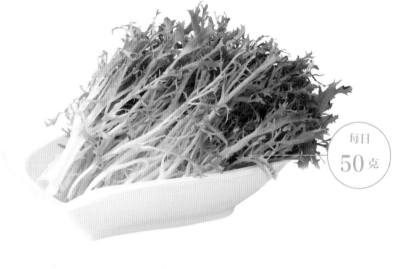

每日
50克

主要营养成分	性味归经
蛋白质、膳食纤维、钙、维生素C、胡萝卜素	性平，味苦；归肝、肺经

【呼吸系统调理功效】

苦菊味道独特，对身体没有损害，具有清热解毒、消炎杀菌的作用，还能提高人体抵抗力。其中含有蒲公英甾醇、胆碱等成分，对金黄色葡萄球菌耐药菌株、溶血性链球菌有较强的杀菌作用，对肺炎双球菌、白喉杆菌等也有一定的杀伤作用，故长期吃苦菊对咽喉炎、感冒发热及慢性气管炎、扁桃体炎等有一定的疗效。

【食用注意事项】

脾胃虚弱、纳少便溏者不宜食用苦菊；血黏度高的患者忌食苦菊；特秉体质、平和体质的人群不宜食用苦菊。

苦菊应选择颜色比较淡，枝叶也比较小、比较短的，这样的会比较嫩。

凉拌苦菊

原料

苦菊 200 克·蒜末适量

调料

盐、味精、生抽、白糖、陈醋、芝麻油、食用油各少许

做法

1. 洗净的苦菊沥干备用。
2. 将苦菊放入碗中，倒入蒜末。
3. 加入盐、味精、生抽、白糖、陈醋，拌匀至入味。
4. 淋入少许芝麻油、食用油，拌匀，装盘即成。

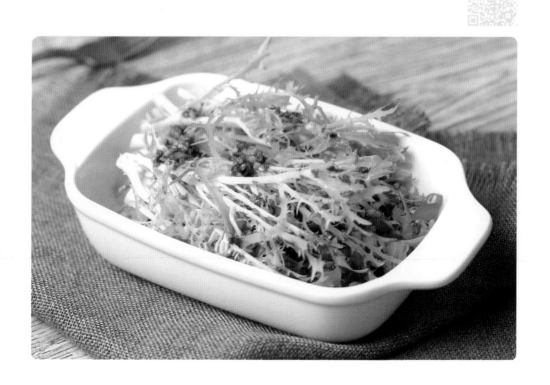

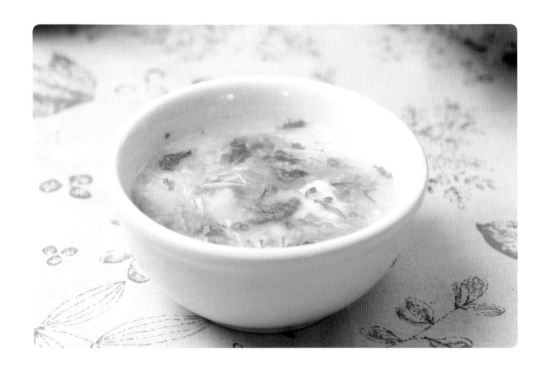

苦 菊鱼片粥

原料

水发大米 110 克·草鱼肉 100 克·苦菊
95 克·姜丝、葱花各少许

调料

盐 3 克·鸡粉、胡椒粉各 2 克·料酒 3
毫升·水淀粉、芝麻油各适量

> **调理功效** 苦菊具有清热解毒、消食开胃的功效，搭配草鱼肉煮粥，易消化吸收，且有助于增强呼吸系统疾病患者的免疫力。

做法

1. 将洗净的草鱼肉切双飞片，洗好的
苦菊切段，鱼片装入碗中，用料酒、盐、
鸡粉、胡椒粉、水淀粉、芝麻油腌至入味。

2. 砂锅中注水烧开，倒入洗好的大米，
拌匀，煮沸后用小火煮至米粒变软。

3. 撒上姜丝，倒入腌好的鱼片，加入
少许盐、鸡粉，拌匀调味。

4. 转大火续煮至鱼肉七成熟，再放入
苦菊，快速搅拌至其变软，加入少许胡
椒粉、芝麻油，拌匀，略煮片刻。

5. 关火后盛出煮好的鱼片粥，装入汤
碗中，撒上葱花即成。

可替换食材

芥蓝

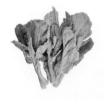

从中医角度来讲,食用芥蓝有利水化痰、平喘等功效,多吃可有效调理风热感冒、咽喉肿痛或气喘。芥蓝还可增进食欲,因患热感冒而食欲不佳者,可多食用。

蒜蓉炒芥蓝

原料

芥蓝 150 克·蒜末少许

调料

盐 3 克·鸡粉少许·水淀粉、芝麻油、食用油各适量

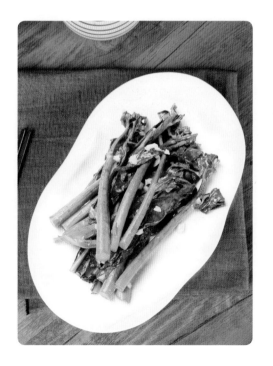

做法

1. 洗净的芥蓝切除根部。

2. 锅中注水烧开,加入少许盐、食用油,略煮一会儿。

3. 倒入切好的芥蓝,煮约 1 分钟,至食材断生后捞出,沥干水分,待用。

4. 用油起锅,撒上蒜末,爆香,倒入焯过水的芥蓝,炒香。

5. 注入少许清水,加入少许盐、鸡粉,炒匀调味。

6. 淋入水淀粉勾芡,滴上芝麻油,炒匀炒透,关火后盛出炒好的食材即可。

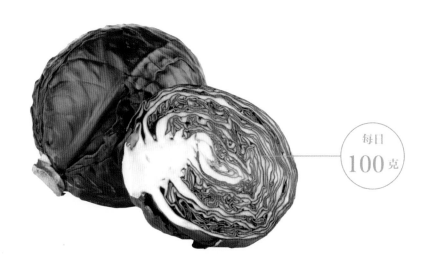

蔬菜

紫甘蓝

每日
100克

主要营养成分 | 性味归经

性平，味甘；归脾、胃经

维生素C、维生素E、B族维生素、花青素苷

【呼吸系统调理功效】

紫甘蓝含有丰富的维生素和其他营养成分，有强身健体、抑制脂肪产生、提高机体免疫力的作用。经常食用能够防治感冒，缓解因感冒引起的咽喉疼痛，还具有杀菌消炎的作用，有利于治疗各种因感冒引起的咽喉部炎症，在感冒高发的冬春季节，经常吃紫甘蓝对身体非常有好处。

【食用注意事项】

皮肤瘙痒性疾病、眼部充血患者忌食紫甘蓝；腹腔和胸外科手术后，胃肠溃疡及其出血特别严重时，腹泻及肝病时不宜吃紫甘蓝。

紫甘蓝生吃做沙拉最好，因其微有些苦味，故最好切成小块或丝状，再混以其他做沙拉常用的蔬菜、沙拉酱或者油醋汁即可。

清 炒 紫 甘 蓝

原料

紫甘蓝 175 克 · 蒜末、葱段各少许

调料

盐、鸡粉各 2 克 · 食用油适量

调理功效 紫甘蓝中富含维生素 C、维生素 E 和 β－胡萝卜素，不仅能增强人体免疫力，还对感冒引起的咽喉疼痛有较好的改善作用。

做法

1. 洗净的紫甘蓝对半切开，再切丝，待用。

2. 热锅注油烧热，倒入蒜末、葱段，炒香。

3. 倒入紫甘蓝，翻炒至软。

4. 注入适量的清水，稍稍炒匀。

5. 加入盐，翻炒匀，放入鸡粉，翻炒调味。

6. 关火后将炒好的菜肴盛出装入盘中即可。

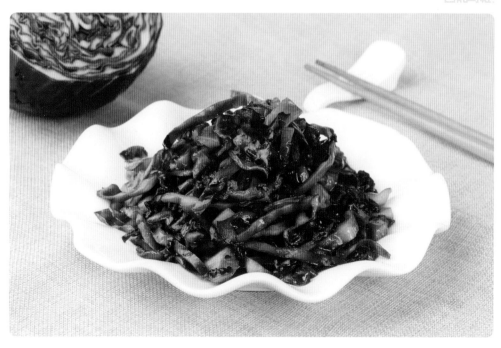

可替换食材

包菜

可替换原因

包菜有清热利水的作用，能提高人体免疫力，预防感冒。新鲜的包菜中还含有植物杀菌素，有抗菌消炎的作用，对治疗咽喉疼痛或喉部发炎有作用。

包菜鸡蛋汤

原料

包菜40克·蛋黄2个

调料

盐 1 克

做法

1. 洗净的包菜切碎，倒入沸水锅中，汆至断生。

2. 将捞出汆好的包菜碎，沥干水分，装盘。

3. 蛋黄中倒入包菜碎，搅拌均匀成包菜蛋液。

4. 另起锅，注入约600毫升清水烧开，倒入包菜蛋液，搅匀，煮至汤水沸腾。

5. 加入盐，搅匀调味。

6. 关火后盛出煮好的汤，装碗即可。

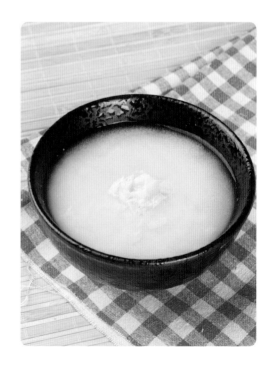

红薯叶

红薯叶中含有丰富的抗氧化物，有利于增强免疫功能，提高机体抗病能力，从而预防感冒；红薯叶和茎中还含有大量的黏液蛋白，有利于保持呼吸道的润滑。

粉 蒸红薯叶

原料

红薯叶 300 克·玉米粉 40 克

调料

盐、鸡粉各 2 克·料酒 4 毫升·芝麻油适量

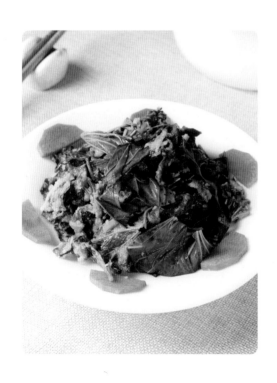

做法

1. 洗净的红薯叶切宽丝，待用。
2. 取一碗清水，倒入红薯叶，用手搓洗几遍。
3. 再取一个碗，倒入红薯叶、玉米粉，加入盐、料酒、鸡粉，搅匀。
4. 将拌好的食材倒入蒸碗中，待用。
5. 蒸锅上火烧开，放入装有红薯叶的蒸碗，盖上锅盖，中火蒸 5 分钟至熟。
6. 掀开锅盖，将红薯叶取出，淋上芝麻油，即可食用。

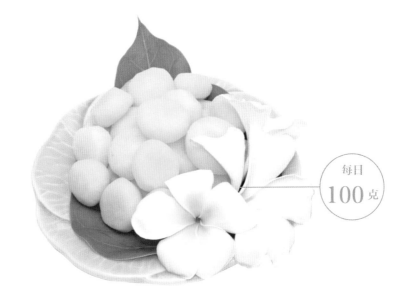

每日
100克

马蹄

主要营养成分

蛋白质、粗纤维、胡萝卜素、维生素、钙

性味归经

性寒，味甘；归胃经

【呼吸系统调理功效】

马蹄既是水果，又是蔬菜，清甜可口，没有杂质，对人体有很多好处。中医认为，马蹄性味甘寒，具有清热化痰等功效，可用于阴虚肺燥、咳嗽多痰等症的治疗。马蹄绞汁冷服，可治咽喉肿；制成粉内服，清咽化痰，对嗓子、声带保健大有裨益。在呼吸系统传染病较多的季节，吃鲜马蹄还有利于防治百日咳和急性咽喉炎。

【食用注意事项】

咽喉干疼、咳嗽多痰、大便不利者适宜吃马蹄。

马蹄最好不要经常生吃。因为姜片虫囊蚴有可能附着在生马蹄上，所以如果常吃生马蹄，则具有感染能力的姜片虫囊蚴就有可能进入人体并附在肠黏膜上，造成肠道溃疡、腹泻或面部浮肿。

芦笋马蹄藕粉汤

原料

芦笋 80 克·马蹄 100 克·藕粉 35 克

马蹄是寒性食物，既可清热生津，又能补充营养，适合发热患者食用；芦笋含有的天门冬酰胺可消除疲劳、增强体力。二者搭配食用，对改善上呼吸道感染具有较好的效果。

做法

1. 藕粉装入碗中，加入少许清水，搅匀待用。
2. 洗净的芦笋切成段，洗好的马蹄切成小块。
3. 锅中注水烧开，倒入切好的芦笋、马蹄，搅拌均匀。
4. 盖上锅盖，烧开后用中火煮约 10 分钟至熟。
5. 揭开锅盖，倒入调好的藕粉，转大火煮至汁水浓稠。
6. 关火后盛出煮好的汤即可。

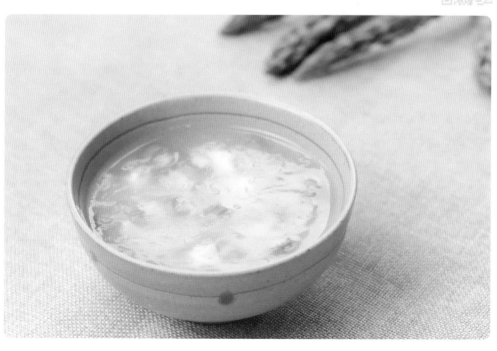

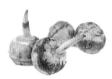

可
替
换
食
材

慈姑

可替换原因

慈姑中所含的水分及其他有效成分，具有清肺散热、润肺止咳作用，还可滋阴润肺，去除肺燥肺热，使人呼吸畅通舒适，有利于保持呼吸系统的健康。

慈姑蔬菜汤

原料

慈姑 150 克·南瓜 180 克·西红柿、大白菜各 100 克·葱花少许

调料

盐、鸡粉各 2 克·鸡汁、食用油各适量

做法

1. 西红柿对半切开，去蒂，切成小块；洗净的大白菜切成小块。

2. 洗净去皮的南瓜切成块，再切成片；洗好的慈姑切去蒂，再切成片，备用。

3. 锅中注水烧开，放入少许食用油、盐、鸡粉，倒入切好的慈姑。

4. 放入切好的南瓜、白菜、西红柿，搅拌均匀，用中火煮 4 分钟，至食材熟透。

5. 倒入鸡汁，搅拌片刻，使汤汁入味。

6. 关火后将煮好的汤料盛出，装入碗中，撒上葱花即可。

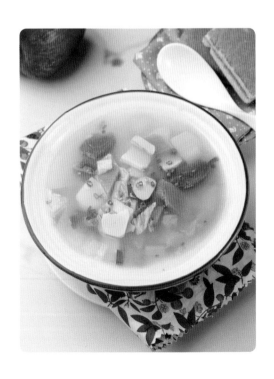

可替换食材

莲藕

🍎 可替换原因

莲藕是一种常见的保健食品，富含铁、钙等微量元素，可增强人体免疫力，还有清热、生津、止渴的作用，可用来辅助治疗热性病症。其味甘多液，生食对热病口渴、咯血者很有益处。

清蒸藕丸

原料

莲藕200克·猪肉末40克·生菜叶65克·葱花、姜末各少许

调料

盐3克·鸡粉2克·料酒5毫升·生粉40克·胡椒粉适量

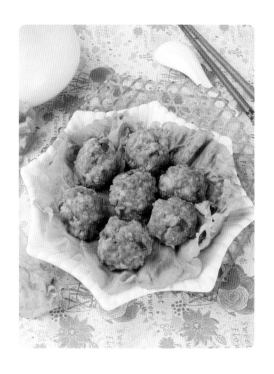

做法

1. 洗净去皮的莲藕切片，再切细条、切碎。

2. 取一个碗，倒入肉末、莲藕、姜末、葱花。

3. 加入盐、鸡粉、料酒、胡椒粉、生粉，充分搅拌均匀。

4. 取一个盘，摆放上洗净的生菜叶。

5. 将拌匀的莲藕肉末捏成一个个丸子，放入盘子内。

6. 电蒸锅注水烧开，放入丸子，调转旋钮定时，蒸20分钟后将丸子取出即可。

丝瓜

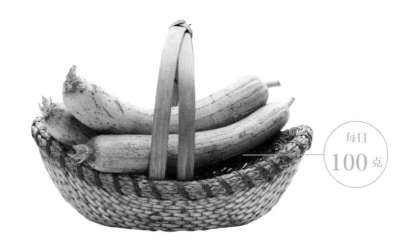

每日
100克

主要营养成分 | 性味归经

性凉，味甘；归肝、胃经

B族维生素、维生素C、葫芦素、蛋白质

【呼吸系统调理功效】

丝瓜口感好，是营养价值和药用价值都较高的瓜类食物，全身都是宝。中医认为，丝瓜味甘，性凉，无毒，有清热泻火、解烦渴、祛风化痰、治咳嗽等功效，是夏日保健的佳品，适合痰喘咳嗽、身体疲乏之人食用。此外，丝瓜络有清热解毒的作用，丝瓜藤也有化痰、平喘、止咳的作用。

【食用注意事项】

丝瓜不可生食，体虚内寒、腹泻者不宜多食。

丝瓜汁水丰富，宜现切现做，以免营养成分随汁水流走；烹制丝瓜时应注意尽量保持清淡，油要少用，可勾稀芡，用味精或胡椒粉提味，这样才能保持丝瓜香嫩爽口的特点。

松仁丝瓜

原料

松仁 20 克·丝瓜块 90 克·胡萝卜片 30 克·姜末、蒜末各少许

调料

盐 3 克·鸡粉 2 克·水淀粉 10 毫升·食用油 5 毫升

| 调理功效 | 中医认为，丝瓜性凉，有清热化痰、凉血解毒、解暑除烦等功效；松仁性温，可滋阴润燥、润肺止咳。此二种食材搭配同食，对痰喘咳嗽有较好的疗效。 |

做法

1. 砂锅中注水烧开，加入食用油，倒入洗净的胡萝卜片，煮约半分钟。

2. 放入洗好的丝瓜块，煮至断生，关火后捞出胡萝卜片、丝瓜块，沥干备用。

3. 用油起锅，倒入松仁，翻炒片刻，关火后盛出，待用。

4. 锅底留油，加入姜末、蒜末，爆香，倒入胡萝卜片、丝瓜块，炒匀。

5. 加入盐、鸡粉，翻炒片刻至入味。

6. 淋入水淀粉，炒匀后关火，盛出锅中食材，装入盘中，撒上松仁即可。

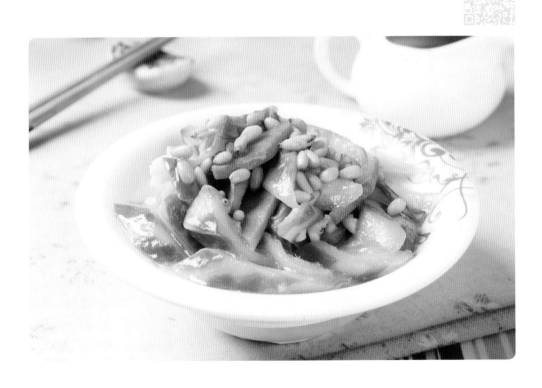

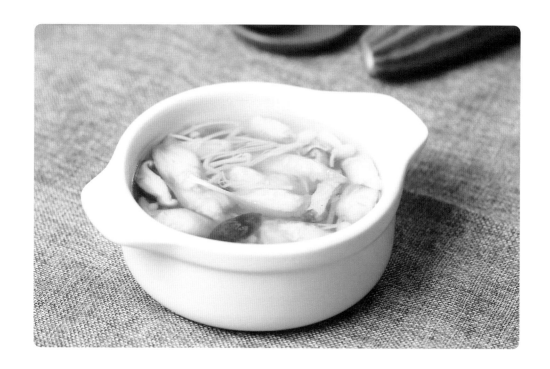

菌菇丝瓜汤

原料

金针菇 150 克·白玉菇 60 克·丝瓜 180 克·鲜香菇 30 克·胡萝卜 60 克

调料

盐、鸡粉各 3 克·食用油适量

调理功效

金针菇含 B 族维生素、维生素C，能促进新陈代谢、抵抗疲劳、抗菌消炎；丝瓜可清热生津，搭配白玉菇、鲜香菇等食材一同食用，营养功效更佳。

做法

1. 洗净的白玉菇切成段，洗好的鲜香菇切成小块，洗净的金针菇切去老茎。

2. 洗好的丝瓜去皮，切成片；去皮洗净的胡萝卜切成片。

3. 锅中注水烧开，淋入少许食用油，放入切好的胡萝卜、白玉菇、鲜香菇。

4. 大火煮沸后转中火煮 2 分钟至食材熟软。

5. 倒入丝瓜、金针菇，拌匀，煮至沸，加入适量盐、鸡粉，拌匀调味。

6. 将煮好的汤盛出，装入碗中即可。

可替换食材

佛手瓜

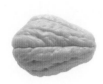

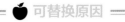
🍎 可替换原因

佛手瓜常食有利于增强人体抵抗疾病的能力。中医认为，佛手瓜能理气和中，具有化痰、疏肝止咳的作用，适宜于胸闷气胀、气管炎、咳嗽多痰、哮喘患者食用。

凉拌佛手瓜

原料

佛手瓜 280 克·去皮胡萝卜 90 克·红椒 30 克·蒜末少许

调料

盐、鸡粉各 2 克·白糖 3 克·白醋、芝麻油各 5 毫升

做法

1. 洗净的佛手瓜切开，去籽，切片，再切成丝。
2. 洗好的红椒切丝；洗净的胡萝卜切片，再切成丝。
3. 锅中注水烧开，倒入佛手瓜、胡萝卜、红椒，煮片刻，关火后捞出食材，装入碗中。
4. 加入盐、鸡粉、白糖、白醋、芝麻油。
5. 放入蒜末，用筷子搅拌均匀，装入盘中即可。

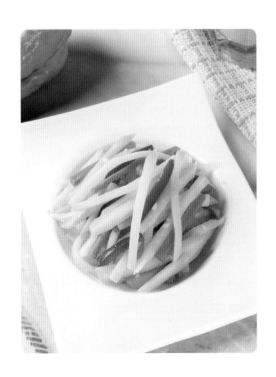

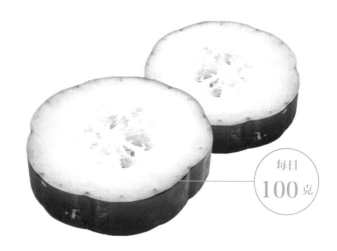

冬瓜

每日
100克

主要营养成分

蛋白质、胡萝卜素、粗纤维、钙、磷、铁

性味归经

性凉，味甘；归肺、大肠、小肠、膀胱经

【呼吸系统调理功效】

冬瓜具有润肺生津、清热利尿的功效，且水分含量多，是适合多种疾病的食疗蔬菜。中医还认为，冬瓜性寒味甘，能清热生津、解暑除烦，有清热化痰、止咳、消肿利湿的作用，特别适合在夏日食用。此外，冬瓜子含葫芦巴碱等成分，可清肺化痰、治疗肺热咳嗽等，适合慢性支气管炎、肺脓肿患者食用。

【食用注意事项】

冬瓜性寒凉，不宜生吃，脾胃虚弱、肾脏虚寒、阳虚肢冷者忌食。冬瓜是一种解热利尿比较理想的日常食物，连皮一起煮汤，效果更明显。与肉煮汤时，冬瓜必须后放，然后用小火慢炖，这样可以防止冬瓜过熟过烂。

红 枣蒸冬瓜

原料

红枣 3 颗·去皮冬瓜 300 克

调料

蜂蜜 40 克

冬瓜性凉，有清热化痰、除烦止渴的功效；红枣能养血安神；蜂蜜既能补气益肺，又能润肺止咳。此三种食材搭配食用，对改善呼吸系统疾病患者久咳症状较好。

做法

1. 将洗净的红枣去核，切细条，再切丁。
2. 洗好的冬瓜切大块，底部均匀打上十字刀，均不切断。
3. 切好的冬瓜装盘，放上切好的红枣。
4. 蒸锅注水烧开，放上冬瓜和红枣。
5. 加上盖，用中火蒸 20 分钟至熟软。
6. 揭开锅盖，取出蒸好的冬瓜和红枣，趁热淋上蜂蜜即可。

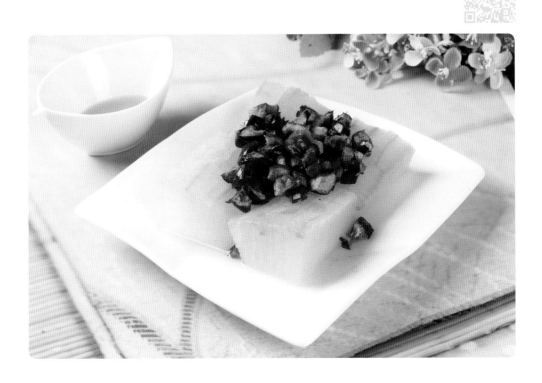

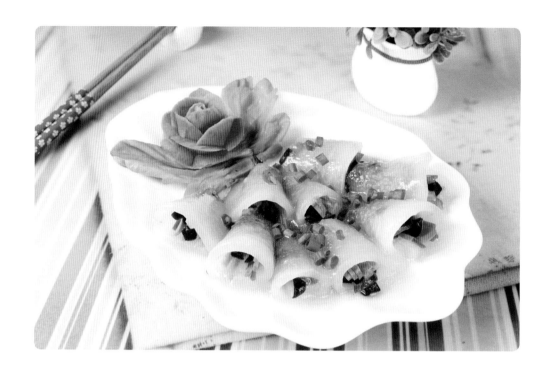

蒸 冬瓜肉卷

原料

冬瓜 400 克·水发木耳 90 克·午餐肉 200 克·胡萝卜 200 克·葱花少许

调料

鸡粉 2 克·水淀粉 4 毫升·芝麻油、盐各适量

调理功效 | 冬瓜可清热解毒；木耳富含果胶，能消除体内细菌毒素。冬瓜和木耳、胡萝卜同食，能保护呼吸道。

做法

1. 将泡发好的木耳切成细丝；洗净去皮的胡萝卜切成丝；午餐肉切成片，再切成丝；洗净去皮的冬瓜切成薄片。

2. 锅中注水烧开，倒入冬瓜片，煮至断生，捞出冬瓜皮，待用，再把冬瓜片铺在盘中，放上午餐肉、木耳、胡萝卜，将冬瓜片卷起，定型制成卷。

3. 蒸锅上火烧开，放入冬瓜卷，大火蒸 10 分钟至熟，取出冬瓜卷。

4. 热锅注水烧开，放入少许盐、鸡粉，加入水淀粉、芝麻油，拌匀，将搅好的芡汁淋在冬瓜卷上，撒上葱花即可。

南瓜

可替换原因

中医学认为，南瓜味甘，性温，能驱虫解毒，具有补中益气、消痰止咳的功能。对于患有肺部不适、咳嗽等症的人，吃南瓜不仅可以预防感冒，还有治咳止喘的食疗效果。

嫩 南 瓜 核 桃 沙 拉

原料

梨泥 20 克·南瓜 250 克·核桃 10 克

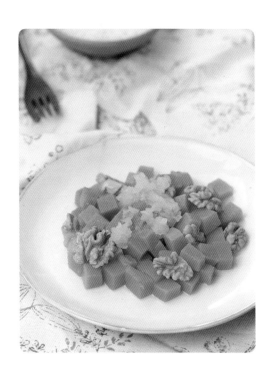

做法

1. 将洗净去皮的南瓜切成条，再切成丁，待用。
2. 锅中注入适量的清水大火烧开。
3. 倒入南瓜丁、核桃，搅拌片刻。
4. 盖上锅盖，大火煮至南瓜熟烂。
5. 揭盖，将煮好的食材捞出，装入碗中。
6. 浇上备好的梨泥，即可食用。

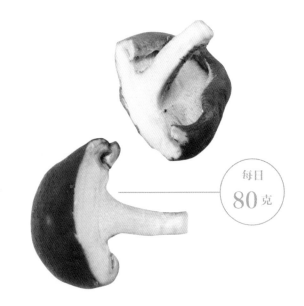

香菇

每日
80克

主要营养成分	性味归经
蛋白质、维生素 B、维生素 C、烟酸、铁	性平，味甘；归脾、胃经

【呼吸系统调理功效】

香菇在民间素有"山珍"之称，可见其营养价值之高。其含有多种维生素、矿物质，对促进人体新陈代谢、预防疾病有很大的作用。同时，香菇中的氨基酸含量丰富，能提高机体免疫功能。香菇对肺结核等疾病也可以起到一定的治疗作用。

【食用注意事项】

痛风和其他原因造成的高尿酸血症者、脾胃寒湿气滞或皮肤瘙痒病患者忌食。

如果香菇比较干净，只要用清水冲净即可，这样可以保存香菇的鲜味；在泡发香菇的水中加少许白糖，也能很快地发好香菇，而且味道更加鲜美。泡发香菇的水不要丢弃，很多营养物质都溶在水中，可用来做高汤。

香菇盒

原料

去蒂香菇 100 克·肉末 75 克·火腿肠 50 克·生粉 35 克·姜末、葱花各少许

调料

盐 1 克·鸡粉、胡椒粉、五香粉各 2 克·生抽、水淀粉各 8 毫升·料酒 3 毫升·芝麻油 5 毫升·蚝油 3 克

调理功效	香菇营养价值较高，含丰富的不饱和脂肪酸，还含有大量可转变为维生素 D 的麦角甾醇和菌甾醇，对增强抗疾病能力和防治感冒有良好效果。

做法

1. 火腿肠切片，切条，再切末；沸水锅中倒入香菇，烫约 1 分钟至去除表面杂尘，捞出；肉末中倒入切好的火腿肠末，放入葱花、姜末、料酒、盐、鸡粉、胡椒粉、五香粉、生抽，拌匀成馅料，腌至入味。

2. 往烫好的香菇上撒上生粉，放适量馅料，制成香菇盒生坯放入电蒸锅中，蒸 10 分钟至熟软。锅中放水烧热，加入生抽、蚝油、鸡粉、胡椒粉、水淀粉、芝麻油，搅匀调味，即成酱汁。

3. 取出香菇盒，浇上酱汁即可。

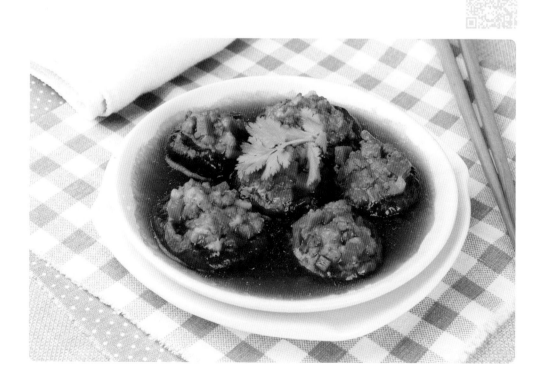

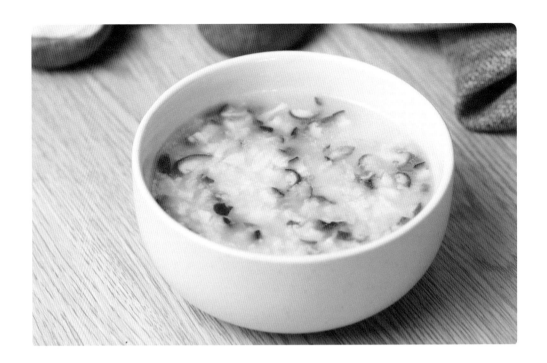

香 菇 大 米 粥

原料

水发大米 120 克·鲜香菇 30 克

调料

盐、食用油各适量

调理功效

香菇中含有一种抗病毒的干扰素诱发剂，能提高人体抗病能力，可预防流行性感冒等症，搭配大米煮粥食用，还具有健脾、补气的功效。

做法

1. 洗好的香菇切成丝，再切成粒，备用。
2. 砂锅中注入适量清水烧开，倒入洗净的大米，搅拌均匀。
3. 盖上锅盖，烧开后用小火煮约 30 分钟至大米熟软。
4. 揭开锅盖，倒入香菇粒，拌匀，煮至断生。
5. 加入少许盐、食用油，搅拌片刻至食材入味。
6. 关火后盛出煮好的粥，装入碗中，待稍微放凉即可食用。

茶树菇

可替换食材

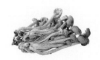

🍎 可替换原因

茶树菇含丰富的维生素和微量元素，被人们称为保健食品，经常食用能提高人体免疫力，增强人体防病能力。临床实践证明，食用茶树菇对治疗气喘等疾病有独特的作用。

薏 米 茶 树 菇 排 骨 汤

原料

排骨 280 克·水发茶树菇 80 克·水发薏米 70 克·香菜、姜片各少许

调料

盐、鸡粉、胡椒粉各 2 克

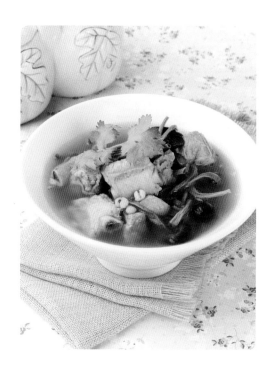

做法

1. 泡好的茶树菇去根部，对切成长段。

2. 锅中注水烧开，倒入处理好的排骨，汆去血水，捞出排骨，待用。

3. 砂锅中注水烧开，倒入排骨、薏米、茶树菇、姜片，拌匀，盖上盖，大火煮开后转小火煮 1 小时。

4. 掀开盖，加入盐、鸡粉、胡椒粉，搅拌调味。

5. 关火后将煮好的汤盛出装入碗中，摆放上香菜即可。

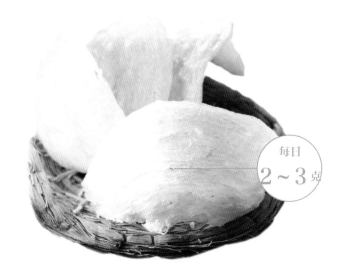

燕窝

每日
2~3克

主要营养成分

性味归经

性平，味甘；归脾、肺、肾经

蛋白质、碳水化合物、钙、磷、铁、钠、钾

【呼吸系统调理功效】

燕窝味甘、性平，有保健食疗之效，能增强体质，是滋补圣品。中医认为，燕窝有补肺养阴、止肺虚性咳嗽、减少肺疾病的食疗功效，对呼吸系统非常好。可治哮喘、久咳、痰中带血、咳血、咯血、支气管炎等病症，还适合患老年慢性支气管炎、支气管扩张、肺气肿、肺结核的病人食用。

【食用注意事项】

若燕窝不慎沾上湿气，可放在冷气口风干，切不可烘焙或放于太阳底下晒干。

燕窝性质平和，宜每天早上空腹进食，因为此时是人体消化系统能力较强的时期。炖燕窝前需将燕窝泡发好，水温一般在40℃左右。

燕 窝 贝 母 梨

原料

雪梨300克·水发燕窝30克·川贝母、枸杞子各适量

调料

冰糖少许

燕窝中含有的唾液酸也称为燕窝酸，能增强免疫力，让细菌不易附着在呼吸系统黏膜上，且能愈合、修复受损细胞，搭配雪梨、川贝母同食，还能起到润肺止咳的功效。

做法

1. 洗净的雪梨切开，取一半，去核，再切成小块。
2. 取一大碗，倒入雪梨块、枸杞子、川贝母。
3. 放入冰糖、燕窝，注入少许清水，待用。
4. 蒸锅上火烧开，放入蒸碗。
5. 盖上盖，用中火蒸约20分钟至食材熟透。
6. 揭开盖，取出蒸碗，趁热食用即可。

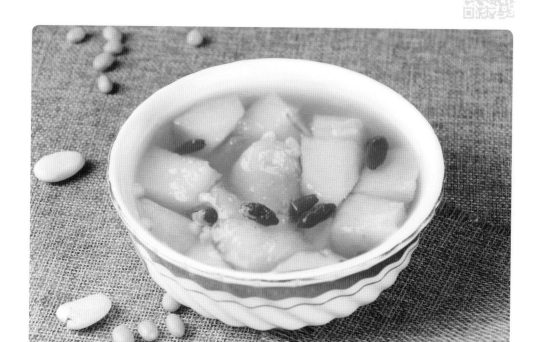

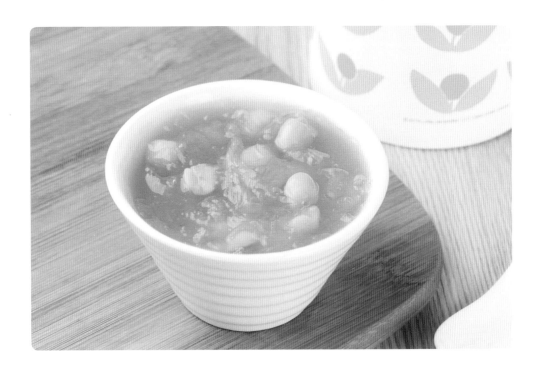

燕窝银耳莲子羹

原料

水发莲子60克·水发银耳50克·水发燕窝20克

调料

冰糖30克·食粉少许·水淀粉适量

> **调理功效**
>
> 银耳富有天然植物性胶质，既有补脾开胃的功效，又有益气清肠、滋阴润肺的作用。此品可增强人体免疫力。

做法

1. 用牙签将泡发好的莲子挑去莲子芯；洗净的银耳去除根部，切成小块，备用。

2. 锅中加入适量清水，大火烧开，倒入切好的银耳，将食粉倒入锅中。

3. 盖上锅盖，大火煮约2分钟，去除杂质，盛出备用。

4. 另取汤锅，加入约900毫升清水，倒入莲子、银耳、冰糖。

5. 盖上锅盖，待汤汁沸腾后转小火煮约20分钟。

6. 倒入燕窝，煮15分钟，加入适量水淀粉，拌匀，关火后盛出煮好的甜羹即可。

银耳

银耳作为一种常见的滋补营养品，能起到润肺、止咳的作用，还可治疗肺热咳嗽、肺燥干咳等症。适合老年慢性支气管炎、肺源性心脏病患者食用。

枇 杷 银 耳 汤

原料

枇杷 100 克·水发银耳 260 克

调料

白糖适量

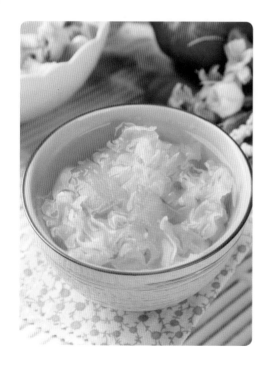

做法

1. 洗净的枇杷去除头尾，去皮，把果肉切开，去核，切成小块。
2. 洗好的银耳切去根部，再切成小块，备用。
3. 锅中注入适量清水烧开，倒入枇杷、银耳，搅拌均匀。
4. 盖上盖，烧开后用小火煮约 30 分钟至食材熟透。
5. 揭开盖，加入白糖。
6. 搅拌均匀, 用大火煮片刻至白糖溶化。
7. 关火后盛出煮好的银耳汤即可。

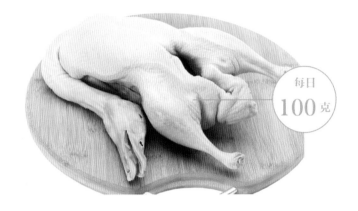

肉类

鸭肉

每日
100克

主要营养成分

蛋白质、碳水化合物、维生素A、B族维生素

性味归经

性寒，味甘、咸；归脾、肺、胃、肾经

【呼吸系统调理功效】

鸭肉是较为常见的肉类，脂肪含量适中，易消化，古代医书上也有关于其功效的记载。经常食用除能补充人体所必需的多种营养成分外，还可补肺、防治咳喘。适用于治疗因阴虚内热引起的干咳痰稠等症。中医也认为，鸭肉具有清虚劳之热、止咳息惊等功效。

【食用注意事项】

对于素体虚寒，受凉引起的不思饮食、胃部冷痛、腹泻清稀、腰痛、寒性痛经，以及肥胖、动脉硬化、慢性肠炎者应少食；感冒患者不宜食用。

烹调时加入少量盐，肉汤会更鲜美。老鸭用猛火煮，则肉硬不好吃，如果先用凉水和少许食醋泡上2小时，再用微火炖，肉就会变得香嫩可口。

菠萝炒鸭片

原料

去骨鸭肉 300 克·去皮菠萝 150 克·子姜 50 克·葱段、蒜末各少许·鸡蛋清 40 克

调料

料酒、生抽各 5 毫升·盐 6 克·鸡粉、白胡椒粉各 3 克·水淀粉 10 毫升·食用油适量

调理功效	鸭肉是肺结核病患者的"圣药",菠萝可改善咳嗽的症状。二者搭配同食,可改善肺结核患者的咳嗽症状。

做法

1. 洗净的子姜切成片;菠萝去梗部,将菠萝肉切成厚片。

2. 鸭肉切成薄片,装碗,加盐、料酒、白胡椒粉、鸡蛋清、水淀粉,拌匀,腌渍 5 分钟。

3. 热锅注油烧热,倒入鸭肉片,划散,炸至转色,捞出,装盘待用;另起锅注油烧热,倒入子姜片、蒜末、葱段,倒入鸭肉片,加入料酒、盐、鸡粉、生抽、菠萝片,充分拌匀至入味。

4. 关火后将炒好的菜肴盛入盘中即可。

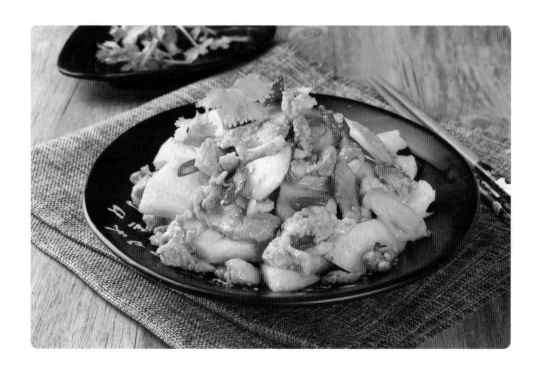

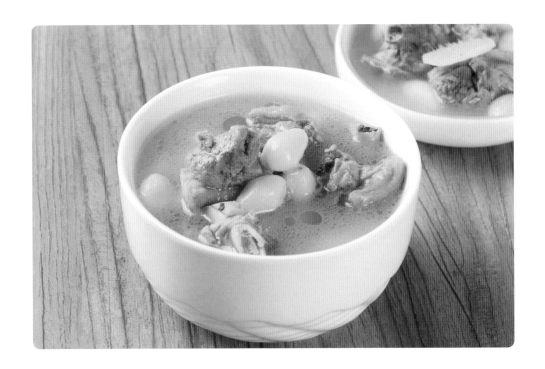

白果老鸭汤

原料
鸭肉块 350 克·白果 100 克·姜片 6 克

调料
盐 2 克·料酒 20 毫升

调理功效	白果具有敛肺气、定喘咳的功效，搭配具有滋阴润燥功效的鸭肉同食，对肺病咳嗽、老人虚弱体质的哮喘及各种哮喘痰多均有辅助治疗作用。

做法
1. 锅中注水烧开，放入洗净的白果，煮约 1 分钟至断生，捞出待用。

2. 另起锅，注入适量清水烧开，放入洗好的鸭肉块，汆去腥味和脏污，捞出。

3. 锅中倒入鸭肉块，注入约 500 毫升清水，开火，煮至略微沸腾，加入姜片、料酒，煮约 2 分钟至沸腾，掠去浮沫。

4. 加盖，用小火炖 1 小时至食材熟软、汤汁入味，揭盖，加入白果，续煮至白果熟软。

5. 加入盐，搅匀，关火后盛出汤品，装碗即可。

鹅肉

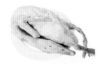

中医认为鹅肉为平补之品，具有止咳化痰、消渴之功效。经常食用鹅肉，还能预防和辅助治疗咳嗽，可用于感冒、急慢性气管炎、哮喘的食疗。

香芋蒸鹅

原料

鹅肉 400 克·芋头 200 克·蒸肉米粉 60 克·青蒜叶 10 克·姜片、香菜碎各 5 克

调料

盐、蚝油各 3 克·鸡粉 2 克·料酒、生抽各 8 毫升·食用油适量

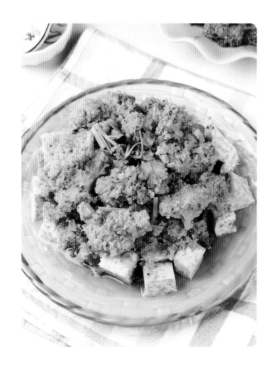

做法

1. 将洗净去皮的芋头切开，再切小块。
2. 鹅肉装在碗中，放入料酒、姜片、生抽、鸡粉、盐、蚝油、食用油，拌匀，腌渍约 15 分钟，取腌好的鹅肉，加入蒸肉米粉，搅拌一会儿，使食材混合均匀。
3. 取一蒸盘，放入芋头块，铺上洗净的青蒜叶，再盛入搅拌好的食材，摆好盘。
4. 备好电蒸锅，烧开水后放入蒸盘，蒸约 30 分钟，至食材熟透。
5. 断电后揭盖，取出蒸盘，趁热撒上香菜碎即可。

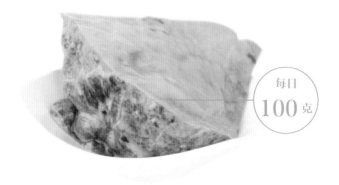

每日
100克

猪肺

肉类

性味归经

性平，味甘；归肺经

主要营养成分

蛋白质、钙、磷、铁、B族维生素

【呼吸系统调理功效】

猪肺是养肺的绝好食材，古代药书上对猪肺的功效多有记载，《本草图经》："猪肺，补肺。"《本草纲目》："疗肺虚咳嗽、嗽血。"中医认为，猪肺味甘，性平，入肺经，有止咳、补虚、补肺之功效，可用于肺虚咳嗽、久咳咯血等症的食疗，特别适宜久咳、肺结核、肺痿咯血患者食用。

【食用注意事项】

便秘、痔疮者不宜多食。变质的猪肺呈褐绿色或灰白色，有异味，不能食用。如果发现猪肺上有水肿、气肿、结节以及脓样块节等外表异常情况，不要食用。

猪肺为猪内脏，内隐藏大量细菌，必须清洗干净且选择新鲜的肺来煮食。

雪梨猪肺汤

原料

猪肺 200 克·雪梨 80 克·姜片 20 克

调料

盐、鸡粉、料酒各适量

> **调理功效** 中医认为，猪肺性平，味甘，具有补肺润燥、止咳等功效，适用于肺虚咳嗽、久咳等症，搭配雪梨煮汤，润肺止咳功效更显著。

做法

1. 洗净的雪梨、猪肺切块。
2. 锅中加适量清水，倒入猪肺，煮约 5 分钟至熟，捞出。
3. 煲仔置于旺火上，加适量清水烧开，倒入猪肺，放入姜片、料酒。
4. 盖上盖，待水烧开后，转小火煲 40 分钟。
5. 揭盖，加入雪梨，续煮约 10 分钟，加入盐、鸡粉调味，关火后盛出汤汁即可。

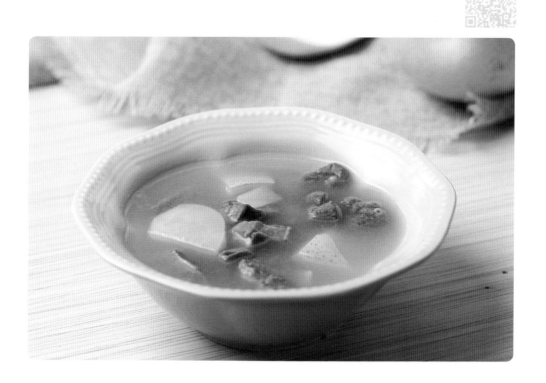

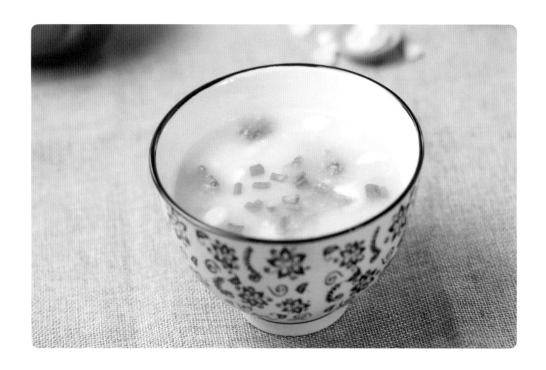

杏 仁猪肺粥

原料

猪肺 150 克·北杏仁 10 克·水发大米
100 克·姜片、葱花各少许

调料

盐 3 克·鸡粉 2 克·芝麻油 2 毫升·料
酒 3 毫升·胡椒粉适量

| 调理功效 | 北杏仁有润肺止咳之效,与猪肺同食,有止咳化痰、生津止渴、润肠通便的功效,对呼吸系统脆弱者尤其有益。 |

做法

1. 洗净的猪肺切成小块,放入清水中,加盐,抓洗干净。

2. 锅中注水烧开,加入料酒,倒入猪肺,煮 1 分 30 秒,捞出猪肺。

3. 砂锅中注水烧开,放入洗好的北杏仁、大米,搅匀,烧开后用小火煮 30 分钟,倒入猪肺、姜片,拌匀。

4. 用小火续煮 20 分钟,至食材熟透。

5. 加入适量鸡粉、盐、胡椒粉,搅匀调味。

6. 淋入少许芝麻油,放入葱花,搅拌均匀,将煮好的粥盛出,装入碗中即可。

猪血

猪血脂肪含量少，不仅能够补血、清肠，而且有润肺、清肺、补肺的作用。在雾霾天气严重的时候，可多吃这种有利于清肺的食物，能预防呼吸系统疾病的发生。

猪 血山药汤

原料

猪血270克·山药70克·葱花少许

调料

盐2克·胡椒粉少许

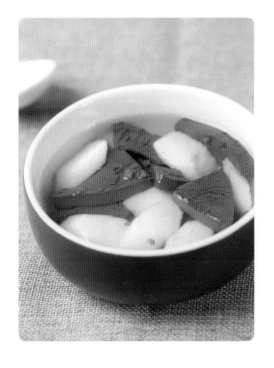

做法

1. 洗净去皮的山药用斜刀切段，再切厚片；洗好的猪血切开，再切小块，备用。

2. 锅中注水烧热，倒入猪血，余去污渍，捞出猪血，沥干水分，待用。

3. 另起锅，注入适量清水烧开，倒入猪血、山药，盖上盖，烧开后用中小火煮约10分钟至食材熟透。

4. 揭开盖，加入少许盐，拌匀，关火后待用。

5. 取一个汤碗，撒入少许胡椒粉，盛入锅中的汤料，点缀上葱花即可。

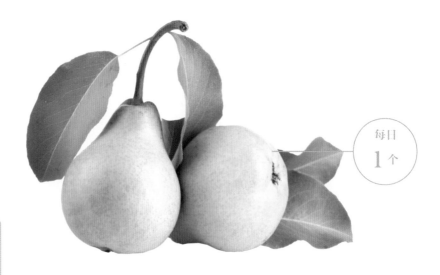

水果

梨

每日
1个

主要营养成分　性味归经

性寒，味甘；入肺、胃经

蛋白质、钙、磷、铁、胡萝卜素、维生素

【呼吸系统调理功效】

梨有"百果之宗"的美誉，可生吃，也可蒸煮后食用，含苷类及鞣酸等成分，能止咳、祛痰，对咽喉有养护作用。梨还具有降火、清心、养肺和预防感冒的功效。多吃梨可改善呼吸系统功能，保护肺部免受空气中灰尘和烟尘的影响，特别适宜于肺结核、急慢性气管炎、喉咙发痒干疼、上呼吸道感染患者食用。

【食用注意事项】

脾虚便溏者，慢性肠炎、胃寒病、寒痰咳嗽或外感风寒咳嗽以及糖尿病患者忌食；妇女生产之后亦忌食生梨；女子月经来潮期间忌食生梨，寒性痛经者忌食生梨。

梨性寒凉，一次不要吃得过多。脾胃虚弱的人不宜吃生梨，可把梨切块煮水食。

麻贝梨

原料

雪梨 120 克·川贝母粉、麻黄各少许

调理功效

雪梨含苹果酸、柠檬酸、维生素 B₁、维生素 B₂、维生素 C、胡萝卜素等成分，具生津润燥、清热化痰之功效，搭配川贝母食用，清热止咳功效更好。

做法

1. 将洗净的雪梨切去顶部，挖出里面的瓤，制成雪梨盅，待用。
2. 在雪梨盅内放入川贝母粉、麻黄。
3. 注入适量清水，盖上盅盖。
4. 蒸锅上火烧开，将雪梨盅放入蒸盘。
5. 盖上锅盖，用小火蒸 20 分钟。
6. 揭开锅盖，关火后取出雪梨盅，打开盅盖，拣出麻黄趁热饮用即可。

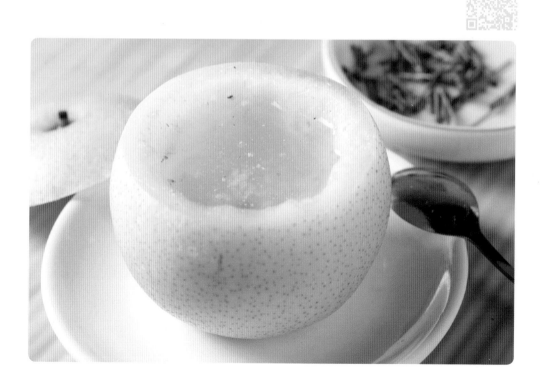

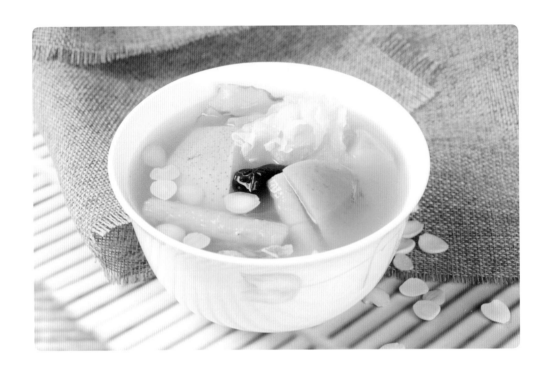

沙 参玉竹雪梨银耳汤

原料

沙参、玉竹各 15 克·雪梨 150 克·水发
银耳 80 克·苹果 100 克·杏仁 10 克·冰
糖 30 克·红枣 20 克

> **调理功效**
>
> 雪梨有润肺清燥、止咳化痰、养血生
> 肌的作用，搭配沙参、玉竹、冰糖等
> 食材同食，对急性气管炎和上呼吸道
> 感染患者出现的咽喉干、痒、痛，声
> 音嘶哑，痰稠等症均有良效。

做法

1. 洗净的雪梨去内核，切块；洗好的
苹果去内核，切块。

2. 砂锅中注水烧开，倒入沙参、玉竹、
雪梨、银耳、苹果、杏仁、红枣，拌匀。

3. 大火煮开转小火煮 2 小时使有效成
分析出，加入冰糖，拌匀。

4. 稍煮片刻至冰糖溶化，搅拌片刻至
入味。

5. 关火后盛出煮好的汤，装碗即可。

可替换食材

枇杷

🍎 **可替换原因**

枇杷含有苦杏仁苷，能够润肺下气、止咳、祛痰，可用于治疗肺热、咳嗽、久咳不愈、咽干口渴等症，还有抑制流感病毒的作用，常吃可以预防感冒。

红 枣 酿 枇 杷

原料

枇杷 120 克·红枣 25 克·蜜枣 30 克·糖桂花 15 克

调料

白糖、水淀粉各适量

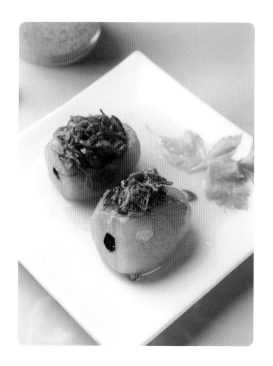

做法

1. 枇杷去除头尾，对半切开，去除果皮、果核，制成枇杷盏；红枣切开，去核，将果肉切碎；蜜枣切取果肉，切碎。

2. 取一个小碗，倒入红枣、蜜枣，加入少许白糖，搅匀，制成馅，取一个蒸盘，放入枇杷盏，填入拌好的馅料，备用。

3. 蒸锅上火烧开，放入蒸盘，用中火蒸约 15 分钟至熟，取出蒸盘，锅中注水烧开，倒入糖桂花、白糖，中火煮至溶化。

4. 倒入适量水淀粉，搅匀，调成味汁，关火后盛出味汁，浇在枇杷盏上即可。

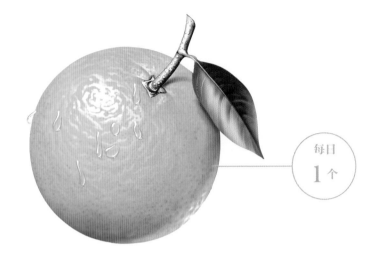

水果

橙子

每日
1个

性味归经

性微寒，味甘、酸；归肺经

主要营养成分

维生素C、胡萝卜素、钙、铁、钾、烟酸

【呼吸系统调理功效】

橙子既可直接食用，也可作药材，营养极为丰富。其具有生津止渴、清热降逆的功效，善清肺胸之热，能起到润肺、止咳降逆、化痰的作用，还可用于治疗胸部疼痛、咳喘、咳血、咯痰黄稠、肺热咳嗽等症。体质虚弱、津液积聚为痰者可食用橙子，用于清热化痰、解郁散结。

【食用注意事项】

糖尿病患者忌食。饭前或空腹时不宜食用，否则橙子所含的有机酸会刺激胃黏膜，对胃不利。

橙子味美但不要吃得过多。吃完橙子应及时刷牙漱口，以免对口腔和牙齿有害。如果橙皮上有保鲜剂，则不要泡水饮用，因为保鲜剂很难用水洗净。

橙汁雪梨

原料

雪梨 230 克 · 橙子 180 克 · 橙汁 150 毫升

调料

白糖适量

本品含有丰富的维生素 C 和水分，可以增强机体免疫力，补充发热时身体所缺失的水分，对咳嗽、咳痰、咯血、胸部疼痛、喉咙疼痛等有改善作用。

做法

1. 洗净的雪梨去皮切开，剔核切成片。
2. 橙子切瓣儿，再用小刀将皮和瓤分离至底部相连不切断，将皮切开一片翻回来，做成兔耳状。
3. 锅中注入适量的清水烧开，倒入雪梨，搅拌片刻，捞出待用。
4. 将雪梨装入碗中，倒入橙汁，加入适量白糖，搅拌至融化，浸泡 40 分钟。
5. 将处理好的橙子瓣摆在盘侧一边，雪梨片摆入盘中，浇上碗中的橙汁即可食用。

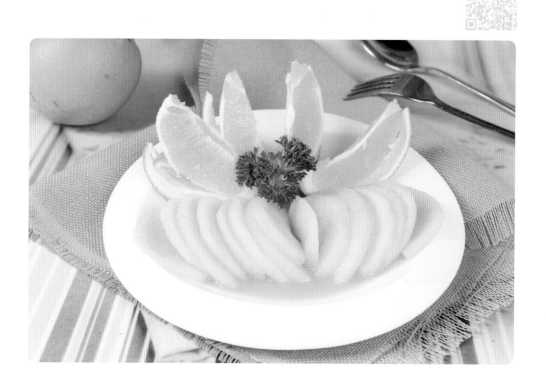

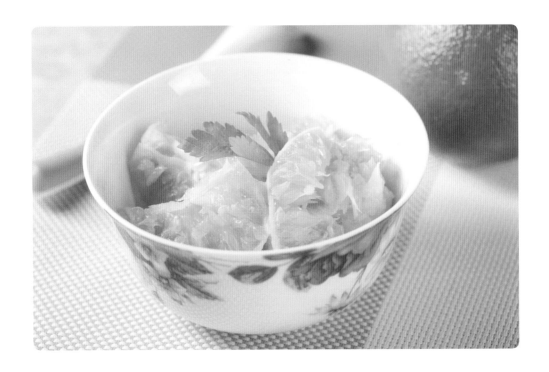

盐 蒸橙子

原料

橙子 160 克

调料

盐少许

调理功效

盐蒸橙子属于偏方，对治疗感冒引起的咳嗽有效果，流感高发期常食本品还能清热解毒，起到抵御感冒病毒和增强免疫力的功效。

做法

1. 洗净的橙子切去顶部，在果肉上插数个小孔。

2. 撒上少许盐，静置约 5 分钟，备用。

3. 蒸锅上火烧开，放入橙子。

4. 盖上盖，用中火蒸约 8 分钟至橙子熟透。

5. 揭开盖，取出蒸好的橙子，放凉后切成小块。

6. 取出果肉，装入小碗中，淋入蒸碗中的汤水即可。

可替换食材

柚子

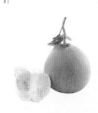

🍎 可替换原因

柚子有润肺清肠等功效，还有利于化痰止咳，治疗食少、口淡等症，能帮助除痰止渴、理气散结。它还含有维生素C和柚子酸，对一般感冒有特别的效果。

柚子香紫薯银耳羹

原料

紫薯块 70 克·葡萄柚 80 克·水发银耳 10 克

调料

蜂蜜柚子茶 100 毫升

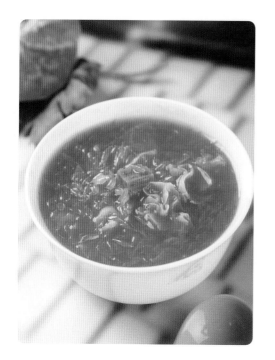

做法

1. 砂锅中注水烧开，倒入紫薯块，加入葡萄柚、银耳。

2. 盖上盖，用大火煮开后转小火煮30分钟至食材熟透。

3. 揭盖，倒入蜂蜜柚子茶，拌匀。

4. 略煮片刻，至汤汁入味。

5. 关火后盛出煮好的甜汤，装入碗中即可。

哈密瓜

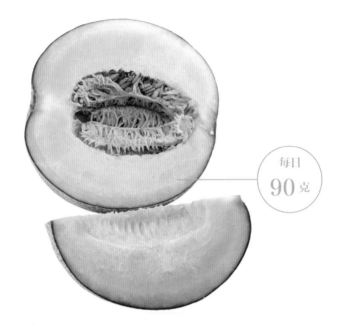

每日
90克

性味归经

性寒，味甘；归心、胃经

主要营养成分

膳食纤维、胡萝卜素、维生素、磷、钠、钾

【呼吸系统调理功效】

哈密瓜有"瓜中之王"的美称，维生素等营养成分含量丝毫不逊于其他常见水果，其根、茎、叶、花、果、果蒂、果皮、种子均可作药用，具有较高的食用价值和药用价值。中医认为，哈密瓜性偏寒，具有生津止渴、清肺热、止咳、除烦热、防暑气等功效，适宜于咳嗽痰喘患者食用。

【食用注意事项】

脚气病、腹胀、便溏、糖尿病患者忌食。哈密瓜不宜吃得过多，以免引起腹泻。

哈密瓜虽然要去皮再吃，但为了果肉的洁净，适宜做简单的清洗再吃。保存在冰箱时，不要跟有催熟作用的水果放在一起。

蜜瓜炖仙人掌

原料

哈密瓜 200 克 · 仙人掌 80 克

调料

蜂蜜 5 克

哈密瓜具有清热镇咳、化痰等功效；仙人掌可解毒，对咳嗽有一定的食疗作用。二者搭配非常适合肺热咳嗽者食用，但本品偏寒凉，肺虚寒者忌用。

做法

1. 洗净的仙人掌削去皮，再切成段。
2. 洗净的哈密瓜对半切开，去皮，再切成小块。
3. 沸水锅中倒入仙人掌，煮至断生。
4. 捞出焯煮好的仙人掌，放入凉水中，冷却后，将水滤去，待用。
5. 锅中注入适量清水大火烧开，倒入哈密瓜、仙人掌，煮至再次沸腾。
6. 加盖，转小火炖 20 分钟，揭盖，加入蜂蜜，充分拌匀入味。
7. 关火后将炖好的汤盛入碗中即可。

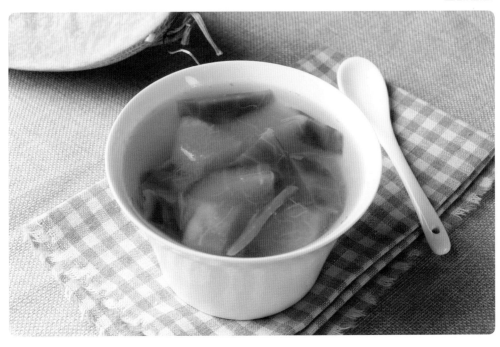

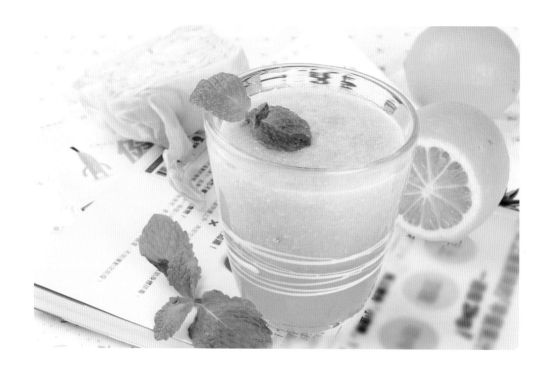

包菜哈密瓜柠檬汁

原料

包菜 100 克·哈密瓜 200 克·柠檬半个

做法

1. 洗净的包菜切块；洗净的哈密瓜去皮，切块。
2. 洗净的柠檬去皮去核，切块，待用。
3. 榨汁机中倒入哈密瓜块和包菜块。
4. 放入柠檬块，注入 80 毫升凉开水。
5. 盖上盖，榨约 20 秒成蔬果汁。
6. 揭开盖，将榨好的蔬果汁倒入杯中即可。

> **调理功效**
>
> 新鲜的蔬果中大多含有丰富的维生素、矿物质和水分，不仅能给机体提供丰富的营养，而且对保护呼吸道、增强体质非常有帮助，可常饮。

可替换食材

菠萝蜜

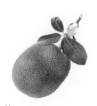

🍎 **可替换原因**

菠萝蜜有止渴、止咳除烦的功效。从菠萝蜜中提取的菠萝蛋白质可与抗生素及其他药物并用，有利于治疗支气管炎、支气管哮喘、急性肺炎、咽喉炎等疾病。

菠 萝 蜜 炒 鸭 片

原料

鸭肉270克·菠萝蜜120克·彩椒50克·姜片、蒜末、葱段各少许

调料

盐3克·鸡粉、白糖各2克·番茄酱5克·料酒10毫升·水淀粉3毫升·食用油适量

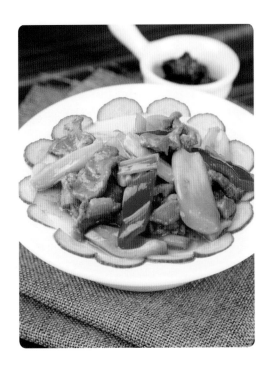

做法

1. 菠萝蜜果肉切开，去核，切小块；彩椒切开，去籽，切小块；鸭肉切片装碗，放入少许盐、鸡粉、水淀粉、食用油，搅拌均匀，腌渍10分钟。

2. 热锅注油，烧至四成热，倒入鸭肉，快速搅散，滑油至变色，捞出沥干，备用。

3. 锅底留油，倒入姜片、蒜末、葱段，爆香，倒入切好的彩椒、菠萝蜜、滑过油的鸭肉，翻炒匀，淋入料酒，炒匀提鲜。

4. 加入适量盐、白糖、番茄酱，炒至食材入味；关火后盛出菜肴，装盘即可。

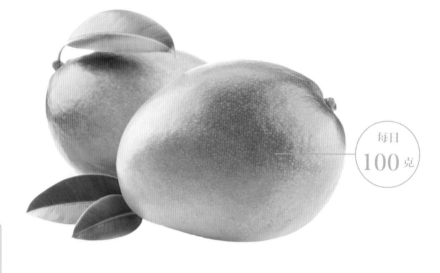

芒果

每日
100克

性味归经

性凉，味甘、酸；归脾、肺、胃经

主要营养成分

维生素、柠檬酸、芒果苷、钙、磷、铁

【呼吸系统调理功效】

芒果素有"热带果王"的美称，其味甘酸，性凉，入肺、脾、胃经。中医认为芒果能益胃生津止渴，具有抗菌消炎作用。芒果中所含的芒果苷还有祛痰止咳的功效，对咳嗽、痰多、气喘等症有辅助治疗作用。

【食用注意事项】

皮肤病、肿瘤、糖尿病患者应忌食；芒果有止血功能，女性在行经期间应少吃或禁吃芒果。

芒果含有的刺激性物质比较多，吃芒果时芒果汁又易沾到嘴、脸颊等部位，刺激面部皮肤，造成面部红肿、发炎，严重者会出现眼部红肿、疼痛现象，所以建议切块后再吃，吃完后要及时清洗掉残留在口唇周围皮肤上的汁肉，以免发生过敏反应。

柳 橙芒果蓝莓奶昔

原料

芒果40克·蓝莓70克·橙汁100毫升·酸奶50毫升

做法

1. 芒果取出果肉，切成小块，待用。
2. 备好榨汁机，倒入芒果块、蓝莓。
3. 再倒入备好的酸奶、橙汁。
4. 盖上盖，调转旋钮至1挡，榨取奶昔。
5. 开盖，将榨好的奶昔倒入杯中即可。

调理功效	芒果具有较好的抗菌消炎作用，蓝莓和橙汁可提高抗氧化能力，酸奶可清肠解毒，三者搭配，不仅能有效改善呼吸系统疾病，还能增进食欲、预防便秘。

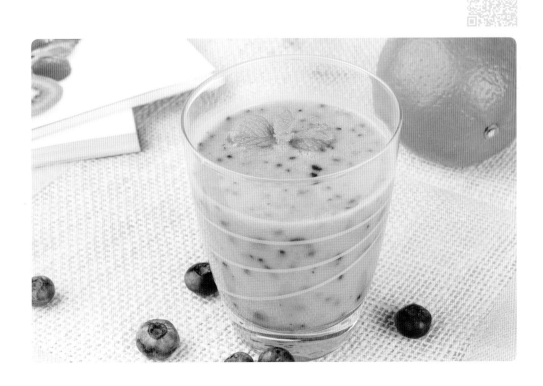

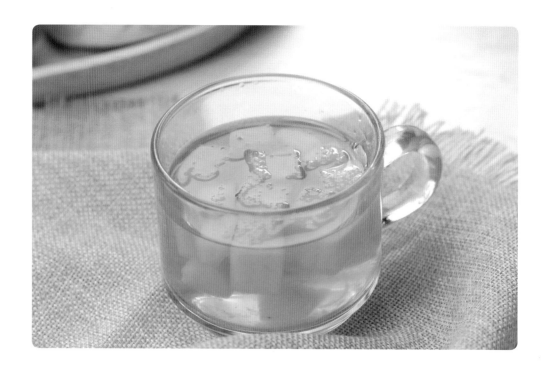

芒 果桔梗果茶

原料

芒果 185 克 · 桔梗 15 克

调料

冰糖 35 克

<table>
<tr><td>调理功效</td><td>本品主宣肺，可清肺热、解毒、助消化，对咳嗽痰多、胸闷不畅、咽喉肿痛、支气管炎、肺脓肿、胸膜炎均有改善作用。</td></tr>
</table>

做法

1. 将洗净的芒果切开，取果肉，再切小块。

2. 砂锅中注水烧热，倒入洗净的桔梗，搅散。

3. 盖上盖，烧开后用中火煮约 20 分钟使其有效成分析出。

4. 揭盖，倒入切好的芒果肉，搅拌均匀，用中火煮约 2 分钟，至食材熟透。

5. 关火后盛出芒果茶，滤入碗中。

6. 倒入冰糖，搅匀，放入煮熟的芒果肉即可。

可替换食材

香蕉

🍎 可替换原因

香蕉含有大量的维生素和矿物质成分，具有较高的营养价值。而且其含钠量低，且不含胆固醇，还有润肺止咳、生津止渴的功效，有利于治疗咳嗽等症。

蜜 烤香蕉

原料

香蕉 200 克·柠檬 80 克

调料

蜂蜜 30 克

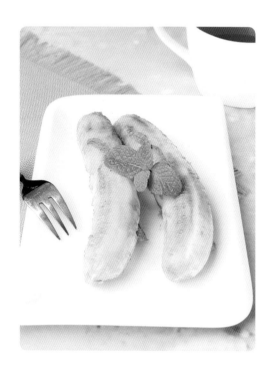

做法

1. 香蕉去皮，洗好的柠檬对半切开。
2. 用油起锅，放入香蕉，煎约 1 分钟至两面微黄。
3. 关火后夹出煎好的香蕉，放入烤盘中，将香蕉全身刷上蜂蜜，挤上柠檬汁，放入烤箱中。
4. 关好箱门，将上火温度调至 180℃，选择"双管发热"功能，再将下火温度调至 180℃，烤 10 分钟至香蕉熟透，取出烤盘。
5. 将烤好的香蕉放入盘中即可。

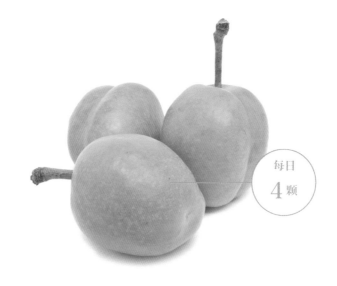

水果

青梅

每日 4 颗

主要营养成分

膳食纤维、胡萝卜素、钙、烟酸、柠檬酸

性味归经

性平，味甘、酸；归肝、脾、肺、大肠经

【呼吸系统调理功效】

青梅中含有大量对人体有益的营养物质，可抗菌、抗过敏，在医书上有止咳止嗽等功效的记载。一般认为，青梅具有敛肺止咳、除烦静心、生津止渴等作用，可用于久咳、虚热烦渴等病症的食疗。青梅还可有效预防感冒，经常食用青梅干或青梅精的人，对感冒病毒会有较强的抵抗力。

【食用注意事项】

青梅含有大量有机酸，胃炎、消化性溃疡患者需慎食；青梅具有促进排便的作用，因此泻痢者不宜食用，否则会加重腹泻。

新鲜青梅不宜保存，应尽快食用。青梅经过晒干或腌泡成青梅制品，放在冰箱中，保存时间较长。

紫 苏青梅姜茶

原料

紫苏叶 4 片·青梅 1 颗·绿茶 100 毫升·姜片 20 克

紫苏叶气清香，味微辛，食用后发汗力较强，常和青梅、生姜搭配，能发热、散寒、止呕，适宜风寒感冒、脾胃不舒、胸闷恶心者食用，不仅能舒缓肠胃，还能增强免疫力。

做法

1. 洗净的青梅切取果肉，去核；洗净的紫苏叶切碎。

2. 洗净的姜片切粒；绿茶过滤出茶水，待用。

3. 将姜粒倒入榨汁机中。

4. 放入紫苏叶，加入青梅肉，倒入绿茶水。

5. 盖上盖，启动榨汁机，榨约 20 秒成果茶。

6. 断电后揭开盖，果茶倒入杯中即可。

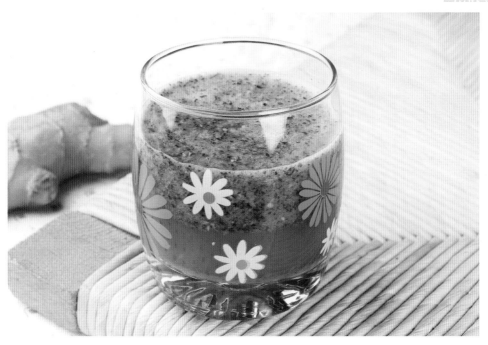

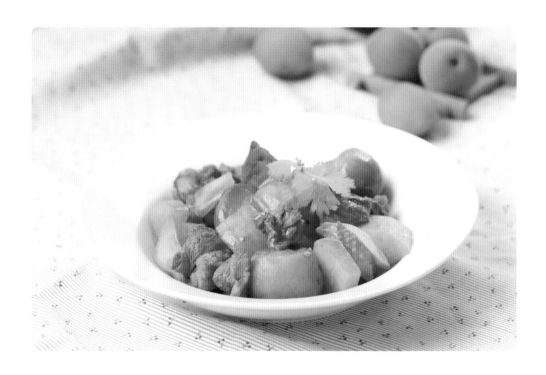

青 梅炆鸭

原料

鸭肉块400克·土豆160克·青梅80克·洋葱60克·香菜适量

调料

盐2克·番茄酱适量·料酒、食用油各适量

| 调理功效 | 青梅搭配鸭肉，能增强免疫力，具有健脾开胃、大补虚劳、补血行水、生津止渴、除烦镇咳、清热解毒等功效。 |

做法

1. 将洗净去皮的土豆切成块，洗好的洋葱切成片，青梅切去头尾。

2. 锅中注水烧开，倒入洗净的鸭肉块、料酒，拌匀，煮2分钟，余去血渍，捞出待用。

3. 用油起锅，倒入鸭肉块，炒匀，放入切好的洋葱、番茄酱，炒匀。

4. 注入适量清水，拌匀，倒入切好的青梅、土豆，略煮后加盐调味。

5. 盖上盖，用小火续煮30分钟，至食材熟透，揭盖，拌炒均匀。

6. 关火后盛出菜肴，放适量香菜即可。

橄榄

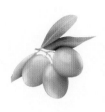

🍎 可替换原因

橄榄有清热解毒、利咽化痰、生津止渴的功效，有利于治疗咽喉肿痛、咳嗽痰血、烦渴等症。中医认为其对于肺热咳嗽、咯血的治疗非常有效。

橄榄栗子鹌鹑

原料

鹌鹑240克·青橄榄50克·瘦肉55克·板栗60克

调料

盐、鸡粉各3克

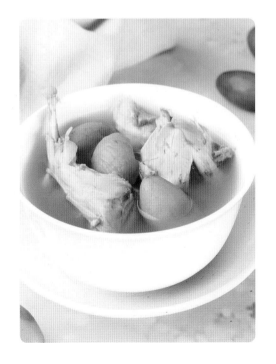

做法

1. 将洗净的青橄榄拍破，洗净的瘦肉切成小块，处理好的鹌鹑切小块。

2. 锅中注入适量清水烧开，放入瘦肉，煮沸，余去血水，捞出待用。

3. 将鹌鹑倒入沸水锅中，煮沸，余去血水，捞出待用。

4. 砂锅注水烧开，倒入瘦肉、鹌鹑、青橄榄、板栗，搅匀。

5. 加盖，大火烧开后用小火炖1小时，揭盖，放入盐、鸡粉，拌匀调味。

6. 把炖好的菜肴盛出装入碗中即可。

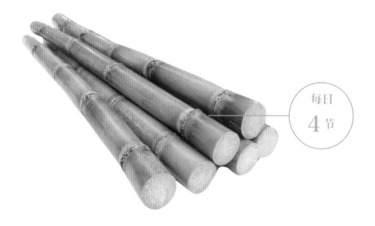

水果

甘蔗

每日
4节

主要营养成分 | 性味归经

膳食纤维、维生素A、维生素C、胡萝卜素 | 味甘，性寒；归肺、胃经

【呼吸系统调理功效】

中医认为，甘蔗具有清热、生津止渴、下气、润燥、补肺益胃的特殊效果，可辅助治疗因热病引起的心烦口渴等症和因肺燥引发的咳嗽、气喘、咽喉肿痛等症。津液不足、虚热咳嗽之人适合食用。此外，甘蔗甘寒多汁，是暑热季节的天然饮料佳品，经常食用可有效预防呼吸系统疾病。

【食用注意事项】

脾胃虚寒、胃腹寒痛者不宜食用。

甘蔗若发霉、有酒味、酸化都不可食用，否则会引起中毒；甘蔗含糖量高，食之过量易引起高渗性昏迷，表现为头昏、烦躁、呕吐、四肢麻木、神志不清等，所以食用甘蔗切勿过量。

圣女果甘蔗马蹄汁

原料

圣女果 100 克·去皮马蹄 120 克·甘蔗 110 克

做法

1. 洗净去皮的马蹄对半切开;处理好的甘蔗切条,再切成小块,待用。

2. 备好榨汁机,倒入甘蔗块、适量凉开水。

3. 盖上盖,调转旋钮至 1 挡,榨取甘蔗汁。

4. 揭盖,将榨好的甘蔗汁滤入碗中,待用。

5. 备好榨汁机,倒入圣女果、马蹄、榨好的甘蔗汁,榨取果汁。

6. 将榨好的果汁倒入杯中即可。

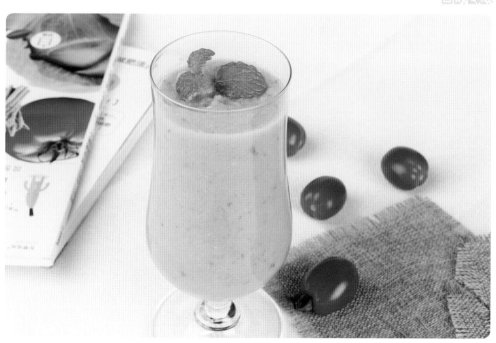

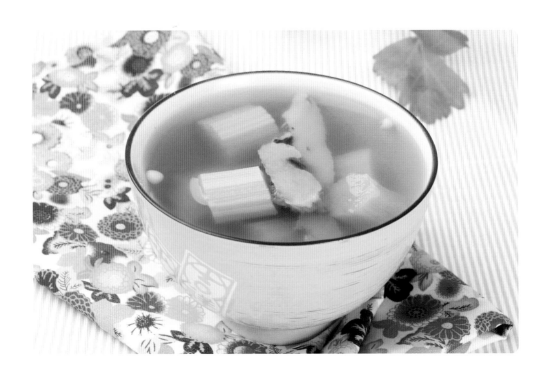

川贝甘蔗汤

原料

川贝母 10 克·知母 20 克·甘蔗 200 克

调料

冰糖 35 克

调理功效

此药膳汤具有清热生津、除烦止渴、润肺化痰等功效，对肺燥咳嗽、大便燥结、头昏目眩等有较好的食疗功效，尤其适宜夏秋季节食用。

做法

1. 砂锅中注入适量清水烧开。

2. 倒入备好的川贝母、知母、甘蔗。

3. 盖上盖，烧开后用小火炖 20 分钟，使药材析出有效成分。

4. 揭开盖，放入备好的冰糖，拌匀，略煮片刻，至冰糖溶化。

5. 关火后盛出煮好的汤料，装入碗中即可。

石榴

石榴含有石榴酸、维生素C、胡萝卜素等营养成分，具有生津止渴、抗病毒的功效，宜口干舌燥、酒醉烦渴者食用，对扁桃体发炎患者也有辅助治疗作用。

柳 橙石榴汁

原料

石榴 160 克·橙子 150 克·菠菜叶 60 克

调料

蜂蜜 35 克

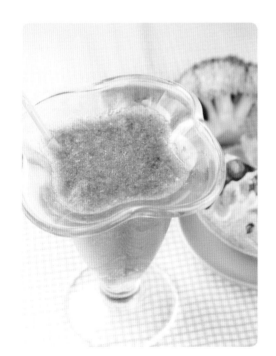

做法

1. 橙子切成小瓣，去皮；石榴切开，取出石榴籽。
2. 锅中注水烧开，倒入菠菜叶，焯片刻，捞出菠菜叶，沥干待用。
3. 取榨汁机，倒入石榴籽、橙子肉、菠菜叶，注入适量清水。
4. 盖上盖子，选择"榨汁"功能，开始榨汁。
5. 榨约 30 秒。
6. 断电后将榨好的果汁倒入杯中，加入蜂蜜即可。

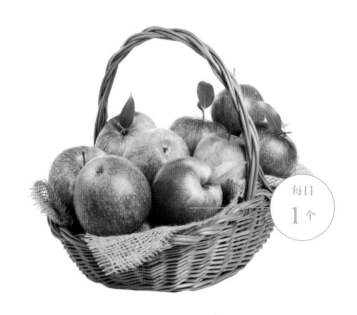

水果

苹果

每日
1 个

主要营养成分 | 性味归经

性味归经：性平，味甘、酸；归脾、肺经

主要营养成分：有机酸、蛋白质、钙、维生素、膳食纤维

【呼吸系统调理功效】

苹果营养极为丰富，为世界四大水果之一，热量低，营养成分可溶性较大，易被人体吸收。其含有丰富的碳水化合物、维生素和微量元素，经常食用有利于人体产生抗体和提高免疫力。其所含的营养物质还能够改善呼吸系统功能，保护肺部免受污染和烟尘的影响，冬天吃有利于预防感冒。

【食用注意事项】

尽量别吃苹果核，因其含有氢氰酸，这是一种有毒物质，大量沉积在身体里，会导致头晕、头痛、呼吸速率加快。
市面上卖的苹果有些打过蜡，食用时应清洗干净。

白萝卜枇杷苹果汁

原料

去皮白萝卜 80 克·去皮枇杷 100 克·苹果 110 克

苹果可改善呼吸道和肺部功能，搭配具有理气化痰功效的白萝卜和能润肺止咳的枇杷榨汁同食，能增强呼吸系统抵御病菌的能力。

做法

1. 洗好的苹果去核去皮，切块；洗净去皮的白萝卜切块。
2. 洗净去皮的枇杷切开去核，切块，待用。
3. 榨汁机中倒入苹果块、白萝卜块、枇杷块。
4. 注入 80 毫升凉开水，盖上盖，榨约 15 秒成蔬果汁。
5. 揭开盖，将蔬果汁倒入杯中即可。

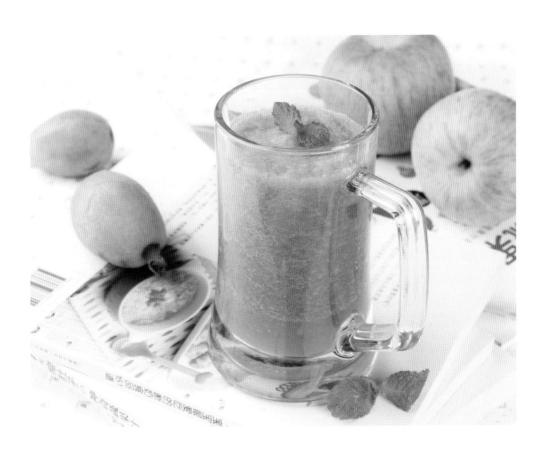

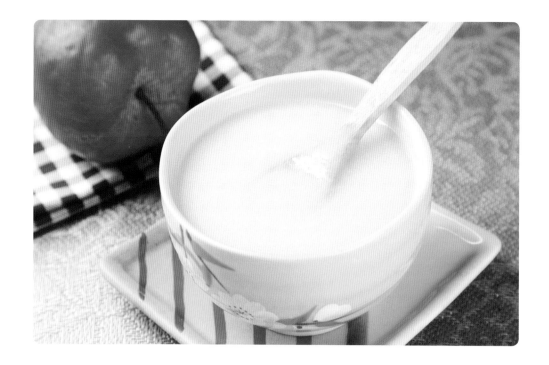

苹果糊

原料

水发糯米 130 克・苹果 80 克

调理功效

苹果中富含锌、维生素 C、有机酸等成分，经常食用可增强人体免疫力，预防感冒，搭配糯米制成糊食用，易消化吸收，改善患者食欲不佳的问题。

做法

1. 将去皮洗净的苹果切开，去除果核，再切片，再切成小块，待用。

2. 奶锅中注水烧开，放入洗净糯米，烧开后转小火煮约 40 分钟，至米粒变软。关火后盛出煮好的糯米，放凉待用。

3. 将苹果放入装有糯米的碗中，搅匀，制成苹果粥待用。

4. 备好榨汁机，倒入苹果粥，搅碎食材，倒入碗中，奶锅置于火上，倒入苹果糊，边煮边搅拌。

5. 待苹果糊沸腾后关火，盛入小碗中，稍微冷却后食用即可。

可替换食材

火龙果

 可替换原因

火龙果含有丰富的维生素、水溶性膳纤维、植物性白蛋白和花青素，可以起到排毒、解毒、养颜的作用，同时还有清肺的功效，可以提高人体免疫力。

火龙果炒饭

原料

火龙果 350 克·米饭 160 克·鸡蛋液 65克·香菇 35 克·去皮胡萝卜 40 克·黄瓜 55 克

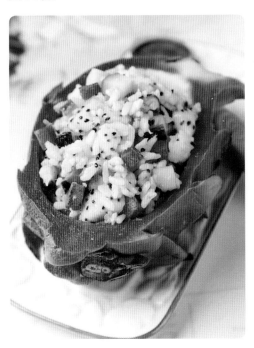

调料

盐、鸡粉各 1 克·食用油适量

做法

1. 洗净的香菇、胡萝卜、黄瓜切丁；火龙果一切两半，用刀挖出果肉，外皮留用作盅，火龙果果肉切小块。

2. 盛鸡蛋液的碗中倒入米饭，用筷子搅至鸡蛋液和米饭混合均匀，待用。

3. 热锅注油，倒入切好的香菇丁和胡萝卜丁，炒匀。

4. 倒入混合好的米饭和鸡蛋液，炒约 1分钟至熟，加入盐、鸡粉，炒至入味。

5. 倒入火龙果肉块、黄瓜丁，炒至断生后关火，将炒饭装入火龙果果盅内即可。

杏仁

每日
20 克

主要营养成分	性味归经
胡萝卜素、B族维生素、维生素C、维生素P	性微温，味甘、酸；归肺经

【呼吸系统调理功效】

杏仁是一种健康食品，可为人体补充蛋白质、维生素和微量元素。其有疏利开通之性，有利于降肺气，可用于治疗咳嗽气喘和肺病，具有平喘、镇咳的作用，呼吸系统有问题的人可以经常食用，不过要注意适量。中医认为杏仁具有生津止渴、润肺定喘的功效，是对肺燥喘咳等患者非常有益的保健食品。

【食用注意事项】

杏仁属于坚果，婴儿慎服，以免卡住喉咙。

泻痢便溏、阴虚咳嗽及邪实痰多者不宜服食；杏仁一定要选择成熟、可食用的，而且也不要一次吃得太多，要适量，以免对身体健康造成伤害。

杏仁雪梨炖瘦肉

原料

雪梨 150 克·瘦肉 60 克·杏仁 20 克·姜片适量

调料

盐、鸡粉各 1 克

做法

1. 洗好的瘦肉切块；洗净的雪梨切开去核，切块。
2. 锅中注水烧开，倒入切好的瘦肉，汆去血水和脏污，捞出待用。
3. 取一空碗，倒入汆好的瘦肉，放入切好的雪梨块。
4. 倒入杏仁、姜片、适量清水，加入盐、鸡粉，搅拌均匀，待用。
5. 取出电蒸锅，放上装有食材的碗，加盖，炖煮 90 分钟至炖汤熟透入味。
6. 断电，揭盖，取出炖汤即可。

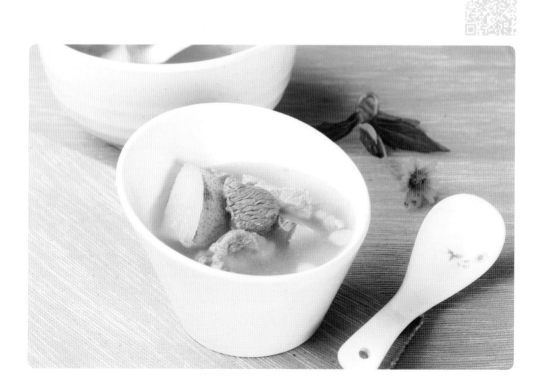

花生

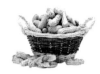

花生有扶正补虚、润肺化痰、滋养调气、清咽止疟的作用。花生中含有丰富的脂肪油，还可以起到润肺止咳的作用，常用于久咳气喘、咯痰带血等病症的治疗。

花 生腐竹汤

原料

水发腐竹 80 克·花生 75 克·水发黄豆 70 克·水发干百合 35 克·姜片少许

调料

盐 2 克

做法

1. 洗净的腐竹对半切开，待用。

2. 砂锅中注入适量清水烧开，倒入洗净的黄豆、百合、花生、腐竹、姜片，拌匀。

3. 加盖，大火煮开后转小火煮 1 小时至熟。

4. 揭盖，加入盐，搅拌片刻至入味。

5. 关火后盛出煮好的汤，装碗即可。

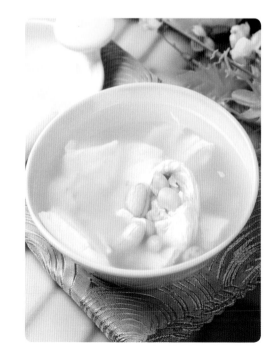

核桃仁

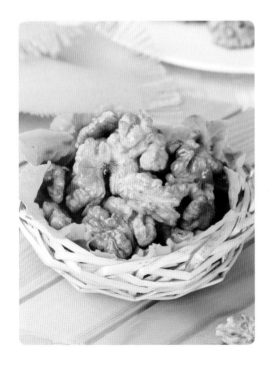

核桃仁是中药的重要辅助食料，能够润燥化痰、温肺润肠、镇咳平喘，可用于治疗虚寒喘嗽、肺气肿。冬季食用核桃仁对慢性支气管炎和哮喘病患者有益。

烤 蜜汁核桃

原料

核桃仁 200 克

调料

蜂蜜 20 克

做法

1. 将洗净的核桃仁装在碗中，淋入蜂蜜，拌匀。

2. 将食材转入烤盘中，铺开、摊匀，推入预热的烤箱中。

3. 关好箱门，调上火温度为 180℃，选择"双管发热"功能，再调下火温度为 180℃，烤约 10 分钟，使食材香脆可口。

4. 断电后打开箱门，取出烤盘。

5. 放凉后将菜肴盛入碟子中即成。

百合

每日 **10**克

【呼吸系统调理功效】

百合甘凉清润，有很高的药用价值，是滋补佳品，四季皆可食用，能补中益气，具有清热解毒、润肺止咳、温肺化痰、清心宁神、镇咳的功效；可用于肺痨咯血、肺虚久咳、痰中带血、虚烦惊悸、心烦口渴等症的治疗，支气管不好的人食用百合也有助于改善病情。中医将百合入药使用，主要也是用于治疗慢性肺部疾病，如慢性支气管炎、肺气肿、经常咳嗽等。

【食用注意事项】

风寒咳嗽、脾虚便溏、寒湿久滞、大便稀溏、腹泻者禁服。百合偏寒，也不宜过量吃，否则会伤害身体。

用鲜百合瓣与蜂蜜拌和，蒸熟后嚼食，可治肺热咳嗽。

雪梨百合粥

原料

去皮雪梨 50 克·水发百合 10 克·玉米 20 克·水发大米 30 克·水发枸杞子 3 克

调料

白糖 20 克

调理功效

本品有养心润肺、化痰止咳、健脾养胃、增强免疫力等功效，对久咳不愈、咽喉疼痛、食欲不佳、消化不良及过敏性鼻炎反复发作的人群均有益。

做法

1. 雪梨切片、切条，再切成丁。

2. 取焖烧罐，倒入大米、雪梨、百合、玉米粒，倒入刚煮沸的开水至八分满。

3. 旋紧盖子，摇晃片刻，静置 1 分钟，使得食材和焖烧罐充分预热。

4. 揭盖，将开水倒出。

5. 接着往焖烧罐中倒入枸杞子，注入煮沸的清水至八分满。

6. 旋紧盖子，焖 3 个小时，揭盖，加入白糖，充分拌匀至白糖溶化。

7. 将焖好的粥盛入碗中即可。

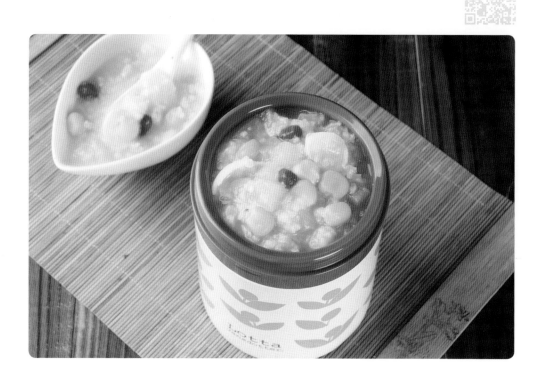

可
替
换
食
材

白果

可替换原因

白果具有温肺、益气、镇咳、祛痰的作用，还具有敛肺定喘、燥湿止带、镇咳解毒等功效。近年来的临床经验证明，白果还可用于治疗肺结核等疾病。

白 果 腐 竹 米 粥

原料

白果 30 克·泡发腐竹 40 克·水发大米 100 克

调料

盐 3 克·鸡粉 2 克

做法

1. 砂锅中注入适量清水烧开，倒入大米，拌匀。

2. 加盖，大火烧开后转小火煮 30 分钟至米熟，揭盖，放入白果，拌匀。

3. 加盖，小火续煮 15 分钟至食材熟软。

4. 揭盖，倒入洗净的腐竹，拌匀。

5. 加入盐、鸡粉，搅拌片刻至入味。

6. 关火，将煮好的粥盛出装碗即可。

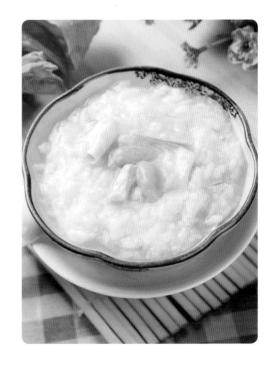

陈皮

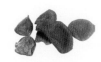

陈皮所含挥发油有祛痰作用，还能理气健脾、止咳，适合因秋燥引起咳嗽的人食用。其还是治疗痰湿不化、胸膈满闷、咳喘痰多、痰白黏稠等症的常用食物。

陈皮苹果胡萝卜汁

原料

水发陈皮 20 克·苹果、去皮胡萝卜各 90 克

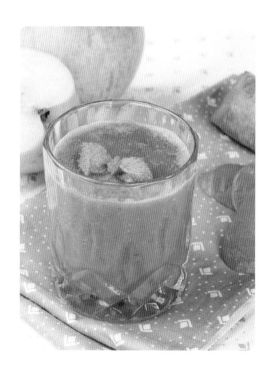

做法

1. 洗净去皮的胡萝卜切块。
2. 洗净的苹果切瓣，去皮去核，切块。
3. 泡发好的陈皮切条，待用。
4. 榨汁机中倒入苹果块和胡萝卜块。
5. 加入陈皮条，注入 80 毫升凉开水。
6. 盖上盖，榨约25秒成蔬果汁，揭开盖，将榨好的蔬果汁倒入杯中即可。

选对药膳、药茶，轻松远离呼吸系统疾病

药膳、药茶是在中医理论的指导下，通过辨证与辨病结合而组方选材，或煲汤或煎煮，制作方便，易于调理，容易吸收，是呼吸系统疾病不可缺少的养生方，能从根本上起到调理疾病、固本培元的作用。

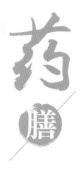

药膳

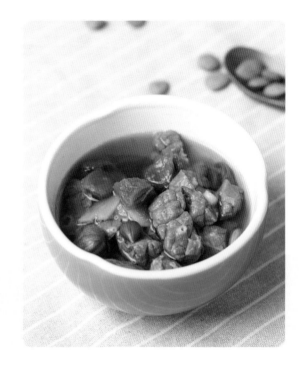

罗汉果杏仁猪肺汤

原料

罗汉果5克·南杏仁30克·姜片35克·猪肺400克

调料

料酒10毫升·盐、鸡粉各2克

调理功效

俗话说"吃什么补什么",多吃猪肺不仅有利于补肺,还可治疗咳嗽;其他两种食材也有类似的功效,搭配煮汤食用营养价值高,具有润肺止咳、补肺气的功效。

做法

1. 处理好的猪肺切成小块,备用。

2. 锅中注入适量清水烧热,倒入切好的猪肺,搅散,汆去血水。

3. 捞出汆好的猪肺,沥干水分,装入碗中,倒入适量清水,将猪肺洗净。

4. 砂锅中注入适量清水烧开,放入罗汉果、南杏仁、姜片,倒入汆过水的猪肺,淋入适量料酒。

5. 盖上盖,烧开后用小火炖1小时,至食材熟透。

6. 揭开盖,放入少许盐、鸡粉,搅拌片刻,至食材入味。

7. 盛出炖煮好的汤料,装入碗中即可。

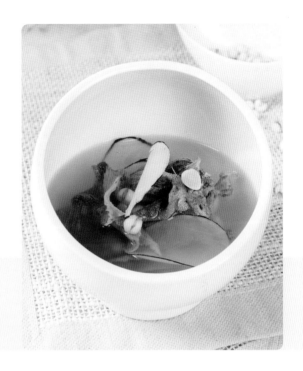

川贝蛤蚧杏仁瘦肉汤

原料

川贝母、甜杏仁各 20 克·蛤蚧 1 只·瘦肉块 200 克·海底椰 15 克·陈皮 5 克·姜片少许

调料

盐 2 克

| 调理功效 | 本汤味鲜美，具有温肺、益精气、止咳定喘、化痰、顺气逆、止消渴的功效，特别适宜肺虚、咳喘气促、神疲汗多者饮用。其中的蛤蚧还可用于治疗肺部慢性疾病。 |

做法

1. 锅中注入适量清水烧开，倒入瘦肉块，余片刻。

2. 关火捞出余好的瘦肉块，沥干水分，装盘待用。

3. 砂锅中注入适量清水，依次倒入瘦肉块、蛤蚧、甜杏仁、陈皮、海底椰、川贝母、姜片，拌匀。

4. 加盖，大火煮开转小火煮 3 小时使有效成分析出。

5. 揭盖，加入盐，搅拌片刻至入味。

6. 关火，盛出煮好的汤，装入碗中即可。

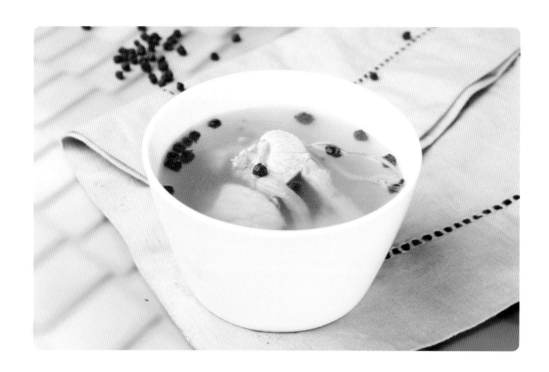

党 参麦冬五味子瘦肉汤

原料

瘦肉块 100 克·五味子、麦冬、党参各 10 克·姜片少许

调料

盐、鸡粉各 1 克

<table>
<tr><td>调理功效</td><td>党参、麦冬、五味子都是常见中药材，具有很好的保健作用，与滋养润燥的瘦肉搭配，可起到增加食欲、益气生津的作用，适合虚弱体质的人食用。</td></tr>
</table>

做法

1. 沸水锅中倒入洗净的瘦肉块，汆一会儿去除血水和脏污。

2. 捞出汆好的瘦肉块，沥干水分，装盘待用。

3. 砂锅注水，倒入汆好的瘦肉块，放入姜片、五味子、麦冬、党参，搅拌均匀。

4. 加盖，用大火续煮 10 分钟使药材有效成分析出。

5. 揭盖，加入盐、鸡粉，搅匀调味。

6. 关火后盛出煮好的汤，装碗即可。

西 洋参川贝苹果汤

原料

苹果120克·川贝母20克·西洋参8克·瘦肉180克·雪梨130克·无花果15克·蜜枣25克·杏仁10克

调料

盐2克

苹果可有效预防呼吸系统疾病和提高肺功能，防止肺部受到污染。此汤中的其他原料也都是养肺润肺的滋补品。食用此汤具有润肺、止咳化痰和提高免疫力的作用。

做法

1. 将洗净的雪梨切开，去除果核，再切小块；洗好的苹果切开，去核，切块；洗净的瘦肉切大块。

2. 锅中注水烧开，倒入瘦肉块，拌匀，余去血渍，捞出食材，沥干水分，待用。

3. 砂锅注水烧热，倒入瘦肉块、苹果块、雪梨块、西洋参、川贝母、蜜枣、杏仁、无花果。

4. 盖上盖，烧开后转小火煲煮约120分钟，至食材熟透。

5. 揭盖，加盐拌匀，略煮至汤汁入味。

6. 关火后盛出苹果汤，装在碗中即可。

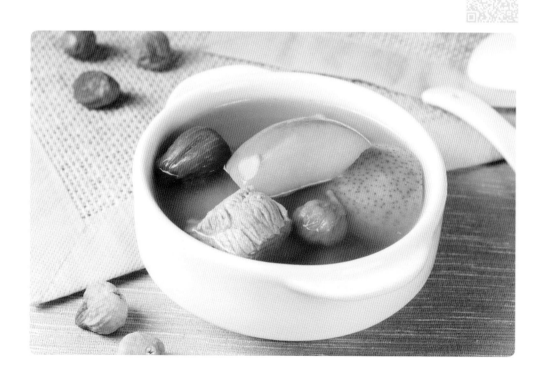

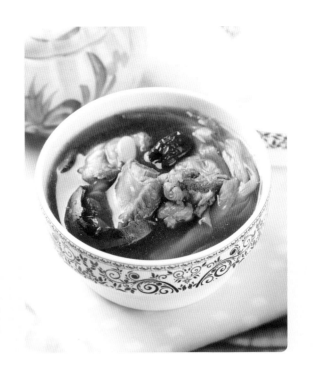

霸王花罗汉果润肺汤

原料

猪排骨 400 克·罗汉果 5 克·甜杏仁 6 克·水发霸王花、白扁豆各 30 克·玉竹 2 克·红枣 25 克

调料

盐 3 克·鸡粉 2 克·料酒 5 毫升

> 调理功效
> 霸王花是营养丰富的煲汤保健食材，与罗汉果搭配煮汤，不仅可达到清补养生的效果，还能使罗汉果清肺止咳的作用充分发挥出来。

做法

1. 锅中注入适量清水烧开，倒入猪排骨，略煮一会儿。
2. 捞出余好的猪排骨，装入盘中备用。
3. 砂锅中注入适量清水烧开，倒入备好的罗汉果、甜杏仁、红枣、白扁豆、玉竹、猪排骨。
4. 淋入适量料酒，盖上盖，用大火烧开后转小火煮 1 小时至食材熟软。
5. 揭盖，放入洗好的霸王花，盖上盖，续煮 30 分钟至食材熟透。
6. 揭盖，加入盐、鸡粉，拌匀调味。
7. 关火后盛出煮好的汤料，装入碗中即可。

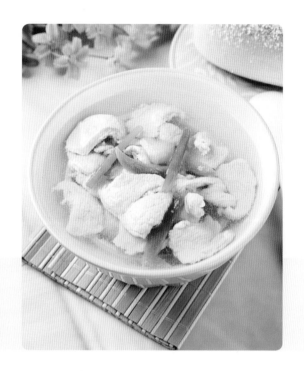

天 冬川贝瘦肉汤

原料

天冬8克·川贝母10克·猪瘦肉500克·蛋液15克·姜片、葱段各少许

调料

料酒8毫升·盐、鸡粉各2克·水淀粉3毫升

调理功效

天冬是滋补良药，对治疗肺热咳嗽等症具有很好的效果；川贝母可润肺止咳、清热化痰。二者与猪瘦肉一起煮汤，味道鲜美，营养丰富，经常食用对肺部的调养十分有利。

做法

1. 处理干净的猪瘦肉切成薄片待用。

2. 猪瘦肉装入蛋液碗中，加入少许盐，再淋入料酒、水淀粉，搅匀腌渍片刻。

3. 砂锅中注入适量的清水大火烧开，倒入备好的川贝母、天冬。

4. 盖上盖，大火煮30分钟。

5. 掀开锅盖，放入猪瘦肉、姜片、葱段，加入少许料酒、盐、鸡粉，搅匀续煮5分钟。

6. 关火，将煮好的瘦肉汤盛出，装入碗中即可。

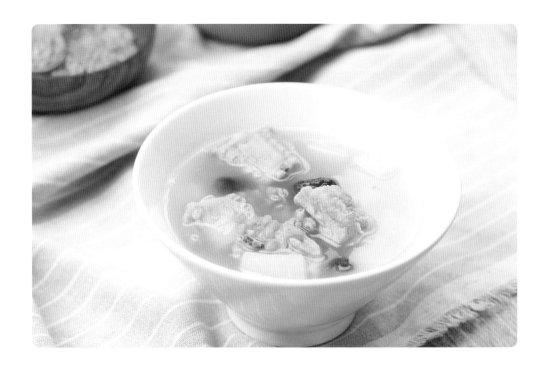

麦 冬甘草白萝卜汤

原料

水发小麦 80 克·排骨 200 克·甘草 5 克·红枣 35 克·白萝卜 50 克

调料

盐 3 克·鸡粉 2 克·料酒适量

> **调理功效**
>
> 俗话说"冬吃萝卜，夏吃姜"，白萝卜有清热化痰、治疗咳嗽的功效，与补益中草药甘草煮汤，可使清热解毒、止咳化痰等作用更加明显。

做法

1. 洗净去皮的白萝卜切成块，备用。
2. 锅中注入适量清水烧开，放入排骨，淋入料酒，略煮一会儿，余去血水。
3. 捞出余好的排骨，装入盘中，备用。
4. 砂锅中注入适量清水烧开，倒入备好的排骨、甘草、小麦，盖上盖，用大火煮开后转小火煮 1 小时至食材熟软。
5. 揭盖，放入白萝卜、红枣，淋入少许料酒，再加盖续煮 10 分钟至食材熟透。
6. 揭盖，加入盐、鸡粉，拌匀调味。
7. 关火后盛入碗中即可。

西 洋参麦冬鲜鸡汤

原料
鸡肉400克·麦冬20克·西洋参10克·姜片少许

调料
盐3克

调理功效

西洋参是名贵中药和高级滋补食品，可补气；鸡汤也是有营养的滋补品，可缓解感冒等症状。二者加入麦冬一起煮汤，可抵抗病毒的入侵，提高人体的免疫功能。

做法
1. 锅中注入适量的清水大火烧开。
2. 倒入备好的鸡肉，余煮片刻去除血沫，将鸡肉捞出，沥干水分待用。
3. 砂锅中注入适量的清水大火烧开，倒入鸡肉、麦冬、西洋参、姜片，搅拌片刻。
4. 盖上锅盖，烧开后转小火煮1个小时至食材熟软。
5. 掀开锅盖，加入少许盐，搅拌片刻。
6. 将煮好的汤盛出，装入碗中即可。

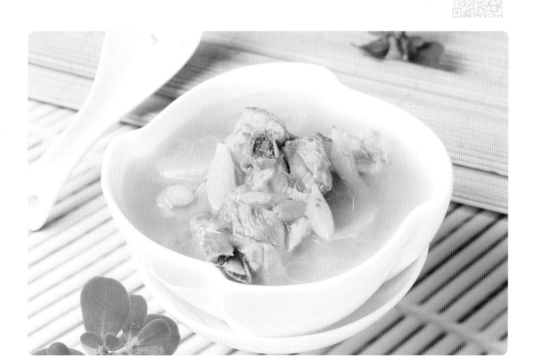

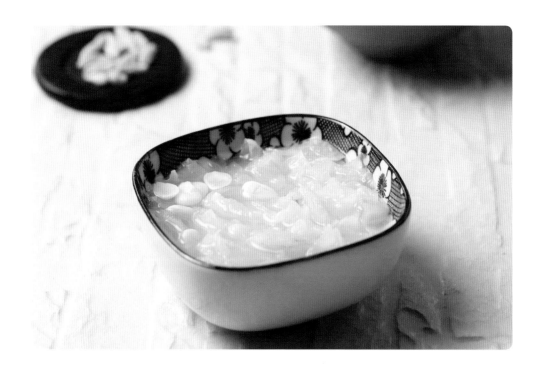

杏仁银耳润肺汤

原料

银耳 70 克·杏仁 5 克·麦冬 3 克

调料

冰糖 25 克

调理功效
杏仁具有生津止渴、润肺定喘的功效；银耳含有多种营养物质，也是润肺佳品。二者搭配在一起不仅可润肺，使呼吸道畅通，也可有效治疗咳嗽、肺燥等症。

做法

1. 将泡发洗净的银耳去根，切成小块。

2. 锅中倒入约 900 毫升的清水，将洗净的麦冬、杏仁一起倒入锅中，盖上锅盖，用大火将水烧开。

3. 揭盖，将切好的银耳倒入锅中，再盖上锅盖，转成小火煮约 15 分钟，至银耳晶莹透亮。

4. 揭盖，加入冰糖，用锅勺搅拌均匀，盖上锅盖，煮至冰糖完全溶化。

5. 揭盖，用锅勺搅拌，至银耳入味。

6. 关火，将煮好的汤盛出即可。

罗 汉果焖银耳

原料

水发银耳、去皮雪梨各 100 克·罗汉果
30 克·枸杞子 5 克

调料

冰糖 40 克

调理功效

罗汉果和银耳对身体十分有利，二者
皆可单独作为滋补食材食用，有利于
防治呼吸系统疾病，搭配食用是治疗
肺热咳嗽、痰多、咽喉肿痛的佳品。

做法

1. 罗汉果去壳，取出果肉，切块；雪
梨切成小块；泡发好的银耳切去黄色的
根部，撕成小块，待用。

2. 焖烧罐中倒入银耳、罗汉果肉、雪
梨块，注入煮沸的开水至八分满。

3. 盖上盖，焖 1 分钟，使焖烧罐和食
材充分预热。

4. 打开盖，倒出水，加入枸杞子、冰糖，
注入开水至八分满。

5. 盖上盖，摇晃片刻，焖至食材熟透。

6. 打开盖，拌匀，将汤装入碗中即可。

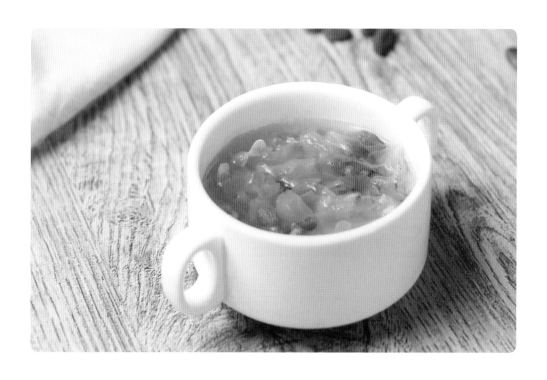

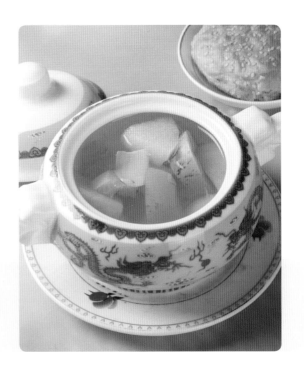

百合雪梨养肺汤

原料

雪梨 80 克·百合 20 克·枇杷 50 克

调料

白糖 20 克

百合、雪梨润肺止咳的功效已经得到很多人的认可，它们不仅可以蒸食，还可煮汤，放些枇杷入汤，味道更好，效果也更佳。

做法

1. 洗净去皮的雪梨切开，去核，切成小块。

2. 洗好的枇杷切开，去核，再切成小块。

3. 锅中注水烧开，倒入雪梨块、枇杷块，煮至熟软。

4. 加入备好的百合，再倒入适量白糖，搅匀调味。

5. 用小火炖煮 10 分钟至熟。

6. 关火后把煮好的汤料盛出，装入碗中即可。

金 橘 枇 杷 雪 梨 汤

原料

雪梨 75 克·枇杷 80 克·金橘 60 克

调理功效

金橘具有很好的化痰效果，与润肺滋补的枇杷、雪梨搭配可有效预防感冒，对于治疗痰多咳嗽等症状也有很好的效果。

做法

1. 金橘洗净，切成小瓣。

2. 洗好去皮的雪梨去核，再切成小块。

3. 洗净的枇杷去核，切成小块，备用。

4. 砂锅中注入适量清水烧开，倒入切好的雪梨块、枇杷块、金橘，搅拌均匀。

5. 盖上盖，烧开后用小火煮约 15 分钟。

6. 揭盖，用勺子充分搅拌均匀。

7. 关火后盛出煮好的雪梨汤，装入碗中即成。

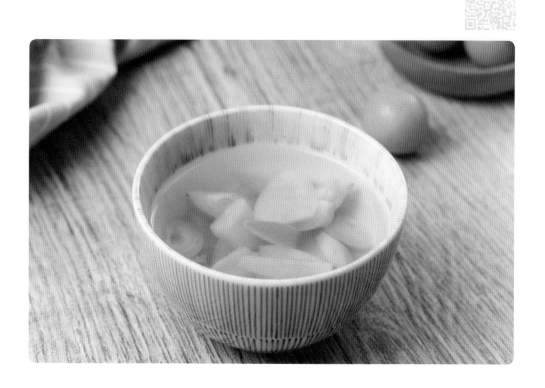

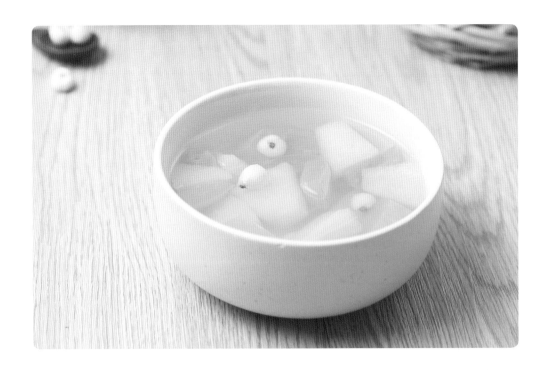

川 贝 枇 杷 汤

原料

枇杷 40 克·雪梨 20 克·川贝母 10 克

调料

白糖适量

做法

1. 洗净去皮的雪梨去核，切成小块，备用。

2. 洗净的枇杷去蒂，切开，去核，再切成小块。

3. 锅中注入适量清水烧开，将枇杷块、雪梨块和川贝母倒入锅中。

4. 搅拌片刻，盖上锅盖，用小火煮 20 分钟至食材熟透。

5. 揭开锅盖，倒入少许白糖，搅拌均匀。

6. 将煮好的糖水盛出，装入碗中即可。

调理功效｜本品有清热化痰、润肺下气、止咳的功效，常喝此汤，还可提高人体抵抗力，预防感冒。痰多、经常咳嗽感冒的人可多食用。

润 肺百合蒸雪梨

原料

雪梨 2 个·鲜百合 30 克

调料

蜂蜜适量

> **调理功效**
>
> 百合、雪梨都有润肺、化痰的功效，多吃可有效改善呼吸道和肺功能，二者蒸食很适合调理呼吸系统疾病，加入适量蜂蜜，效果更佳。

做法

1. 将雪梨洗净，去皮，从四分之一处切开。

2. 把雪梨掏空果核，制成雪梨盅。

3. 把雪梨盅放蒸盘上，填入洗净的鲜百合，淋上蜂蜜，待用。

4. 备好电蒸锅，放入蒸盘。

5. 盖上电蒸锅盖，蒸约 15 分钟，至食材熟透。

6. 断电后揭盖，取出蒸盘，稍微冷却后即可食用。

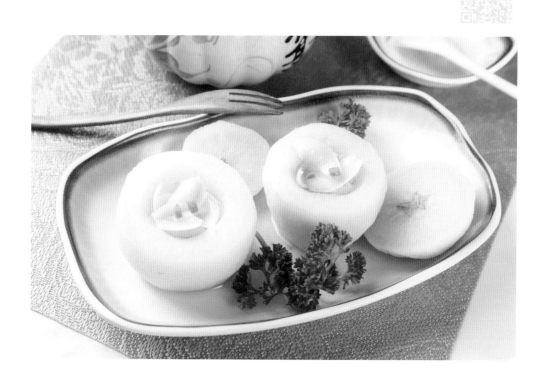

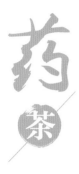

党参麦冬茶

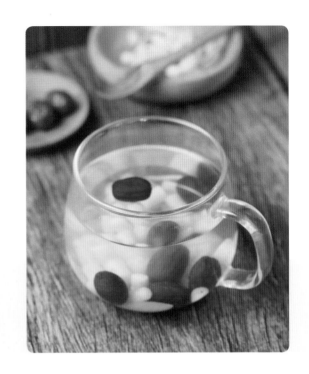

原料

党参、麦冬各 15 克·红枣 25 克

调料

冰糖 20 克

生活中很多茶都是养生佳品,功效接近的食材搭配在一起,有时会起到更好的作用。饮用此茶可增强肺部功能,达到清热、止咳的效果。

做法

1. 砂锅中注入适量清水,用大火烧开。

2. 放入洗净的党参、麦冬,加入红枣,搅匀。

3. 盖上盖,用小火煮约 20 分钟,使其有效成分析出。

4. 揭开盖子,放入适量冰糖,用勺搅拌均匀。

5. 盖上盖,煮约 3 分钟,至冰糖溶化,揭盖,搅拌均匀。

6. 把煮好的茶水盛出,装入碗中即可。

薄荷甘草太子参茶

原料

太子参 10 克·甘草 4 克·薄荷叶少许

做法

1. 砂锅中注入适量清水烧开。
2. 倒入洗净的太子参、甘草。
3. 盖上盖，用中火煮约 15 分钟使药材有效成分析出。
4. 揭盖，用小火保温，待用。
5. 取一个茶杯，放入洗净的薄荷叶，盛入煮好的药汁，泡约 1 分钟，至香气散出。
6. 趁热饮用即可。

> **调理功效**
>
> 薄荷清凉祛热，善于疏散外感风热；太子参也具有治疗肺虚、生津的功效。对于风热感冒咳嗽或肺热咳嗽之人，饮此茶会有很好的治疗效果。

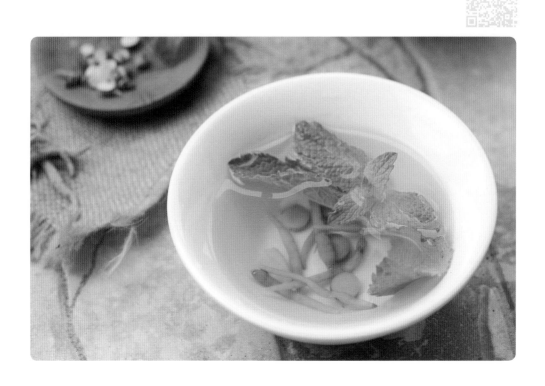

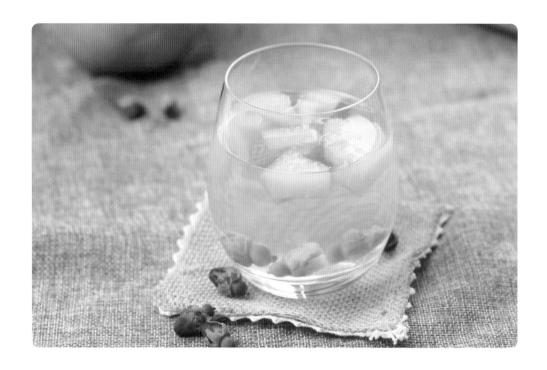

玫 瑰 柴 胡 苹 果 茶

原料

苹果 25 克·柴胡 7 克·玫瑰花苞 5 克

调料

冰糖 25 克

调理功效

这款茶用美容养颜的玫瑰搭配可治疗感冒发热的柴胡以及具有生津止渴等多种功效的苹果，在呼吸系统疾病多发的季节，调理效果十分明显。

做法

1. 洗净的苹果切瓣，去籽，去皮，切块。

2. 砂锅注水烧开，倒入柴胡，拌匀，用中火煮 15 分钟。

3. 倒入苹果块、玫瑰花苞，加盖，用大火煮 15 分钟使食材有效成分析出。

4. 揭盖，倒入冰糖，搅拌至溶化。

5. 加盖，用大火焖 5 分钟，盛出即可。

橄 榄 芦 根 茶

原料

青橄榄 40 克·芦根 15 克

调理功效

橄榄是一种可食用且具有多种调理功效的食物，和可作为中药的芦根合用，可治疗肺热咳嗽等呼吸系统疾病，更有清热解毒、利咽、生津止渴的功效。

做法

1. 砂锅中注入适量清水烧开，倒入洗净的芦根。

2. 盖上盖，用中火煮约 20 分钟，使药材有效成分析出。

3. 揭盖，捞出药材，再放入洗净的青橄榄。

4. 转大火煮约 3 分钟，至青橄榄变软。

5. 关火后盛出煮好的橄榄芦根茶，装在杯中即可。

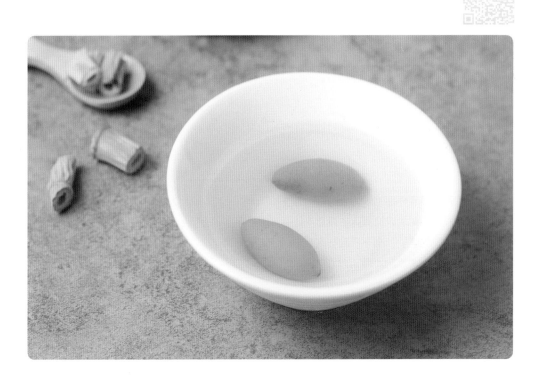

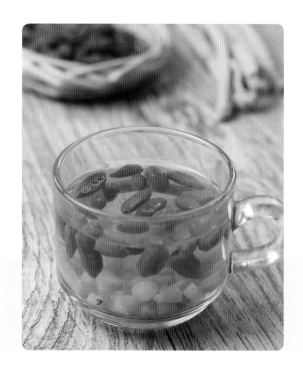

党 参 枸 杞 茶

原料

党参 15 克·枸杞子 8 克·姜片 20 克

调理功效

肺虚会引发感冒、咳喘等多种疾病，党参则是治疗肺虚的良药，与常见的保健食品枸杞子搭配煮茶，有利于肺部的保养，预防呼吸系统疾病的发生。

做法

1. 砂锅中注入适量清水，用大火烧开。

2. 放入洗净的党参、姜片。

3. 盖上盖，用小火煮 20 分钟使其有效成分析出。

4. 揭盖，放入备好的枸杞子。

5. 搅拌均匀，煮 1 分钟至枸杞子熟透。

6. 将煮好的茶水盛出，装入备好的碗中即可。

人参麦冬茶

原料

人参 60 克 · 麦冬 20 克

调理功效

人参健脾益肺、养血生津；麦冬可增强人体抵抗力，减少疾病的发生，还具有润肺止咳、养阴生津的功效。此茶制作方便，肺不好时，不妨煮一壶试试。

做法

1. 备好的人参切片，待用。
2. 取蒸汽萃取壶接通电源，往内胆中注入适量清水至水位线。
3. 放上漏斗，倒入人参片、麦冬，扣紧壶盖，按下"开关"键。
4. 选择"萃取"功能，机器进入工作状态。
5. 待机器自行运作 5 分钟，指示灯跳至"保温"状态。
6. 断电后取出漏斗，将药茶倒入杯中即可。

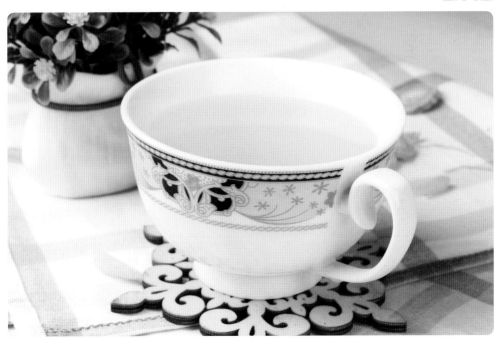

接种疫苗，防御第一步

勤洗手，少摸鼻子和眼睛

空气干燥时，注意居室保湿

保证居室空气流通，预防感染

经常深呼吸，锻炼肺活力

慢跑，增强心肺功能

对症用穴，呼吸系统疾病好得快

呼吸系统疾病的就医、用药指导

呼吸系统疾病患者关心的 10 个问题

日常调养指南，给呼吸系统更好的呵护

您是否每到换季，鼻炎就反复发作？碰到雾霾天气，就容易咳嗽、咽喉疼痛？呼吸系统与体外环境直接相通，非常容易受到环境影响，因此一定要加强日常调养，以达到防病治病、增强体质的目的。

接种疫苗，防御第一步

防控呼吸道传染病应采用综合性预防措施，包括日常一般性预防措施和针对性预防措施。针对性的预防措施就是接种疫苗，这也是防御的第一步。

疫苗接种的概念与作用

疫苗接种，是将疫苗制剂接种到人或动物体内的技术。通过接种，接受方可获得抵抗某一特定病原体或与疫苗相似病原体的免疫力。

接种疫苗不仅可以保护个人远离呼吸道传染病，还可以提高人群的免疫力，在人群中形成保护屏障，有效地控制和减少集体单位呼吸道传染病疫情的暴发流行。

流感疫苗

接种流感疫苗是预防流感的一个极为重要的公共卫生措施。流感疫苗的组成主要取决于接种时流行的病毒和既往的变异情况，每年应有所变化。

流感疫苗的推荐应用人群主要有以下几种：患有流感并发症6个月以上的高度危险性患者；卫生工作人员、护理人员、与高危人群有密切接触者；希望降低患流感病概率的任何人群。

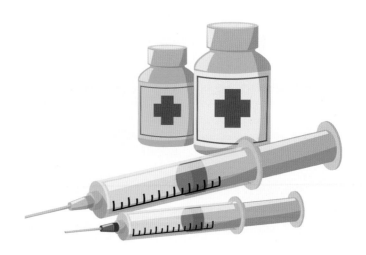

通常来说，成年人每年只需要接种一次流感疫苗。一般接种两周后人体才会产生抗体，所以要在流感流行前进行接种。如果流行的病毒与接种的疫苗相匹配，那么在65岁以下的健康人群中，流感疫苗的预防率可达75%。老年人接种后，因流感和肺炎而住院的比例可下降30% ~ 70%。

目前所使用的流感疫苗已经被高度纯化，因此很少有副作用。但25% ~ 50%的接种者可能会有局部的接种反应，5%的接种者在8 ~ 24小时内会出现轻微的全身症状，如发热等。另外，由于疫苗是由鸡胚制作而成，所以对鸡蛋过敏者应首先进行脱敏，再接种疫苗。

常见流感的疫苗接种			
分类	甲型H1N1流感	禽流感	普通流感
防治疫苗	已研制出的所有流感疫苗对甲型H1N1流感都无效，但人感染甲型H1N1流感是可防、可控、可治疗的	各国已在研制预防禽流感的疫苗	已研制出可预防普通流感的疫苗，接种时间多为每年的10月至11月中旬，每年接种1次

结核病疫苗——卡介苗

卡介苗简称BCG，是用于预防结核病的疫苗，使用活的无毒牛型结核杆菌制成。接种卡介苗能使人体通过引起轻微感染产生对结核分枝杆菌的特异性免疫力，提高对结核病的抗病能力，对于预防结核性脑膜炎和血行播散性结核有效。

在接种卡介苗之前，需先进行结核菌素试验，其结果为阴性者（主要是新生儿、儿童和青少年）才能接种，早产的宝宝、低出生体重的宝宝（出生体重小于2500克）、难产的宝宝应该慎种；正在发热、腹泻、有严重皮肤病的宝宝应缓种；患有结核病，急性传染病，心、肾疾患，免疫功能不全的宝宝禁种。

一般来说，90%以上接种者的接种部位会在接种后3周左右出现红肿硬结，中间有小脓疱形成，结痂脱落后留下小瘢痕，有时伴有腋窝淋巴结轻微肿胀，此为正常反应，整个过程持续约2个月，最后愈合形成疤痕，俗称卡疤。

勤洗手，少摸鼻子和眼睛

养成良好的卫生习惯是预防呼吸系统疾病必不可少的一环。日常生活中，建议勤洗手，少摸鼻子和眼睛，做好日常防护措施。

讲卫生，勤洗手

大量资料显示，保持手部卫生是有效减少细菌、预防和控制病原体传播，从而降低多种疾病发病率的基本、简单又行之有效的手段。这对预防呼吸系统疾病来说，尤为重要。

一般来说，遇到以下情形要认真洗手：饭前便后，吃药之前，抱孩子之前，从公共场所回家后，接触过钱币、血液、泪液、鼻涕、痰液、唾液后，做完清洁工作之后，户外运动、户外作业、购物之后，戴口罩前及除口罩后……

洗手时应使用香皂或洗手液，用流水冲洗，重点清洗食指、掌心、前臂等细菌较多的部位，洗后最好用纸巾擦手，如果用毛巾擦，则应注意定期对毛巾进行清洁和消毒。

另外，指甲是细菌滋生的温床，勤剪指甲对于预防呼吸系统疾病也有一定的积极意义。

保护好眼睛、鼻子

呼吸系统具备一套完善的局部免疫防御机制，是阻挡细菌、病毒等病原微生物进入，防止肺部感染的关键。鼻腔和眼睛可以说是这道防线中的重中之重，其中，鼻子被称为具有多种功能的调节器，鼻子功能的正常与否直接关系到呼吸系统健康与否。

专家提醒，要少用手接触五官，如果感觉不舒服需要碰触，最好在洗手后再进行，实在忍不住时，建议用手指关节代替指尖按揉，以减少病毒和细菌的侵袭。

另外，在呼吸系统疾病多发的冬季，建议早晚用冷水洗脸洗鼻，或用棉签蘸清水清洁鼻腔，以改善鼻黏膜和血液循环，增强鼻黏膜对冷空气的适应能力。平时注意不要擅自拔鼻毛、不要用力揉眼睛等，保护好眼睛和鼻子。

空气干燥时，注意居室保湿

呼吸系统疾病对居室环境较为敏感。在众多环境因素中，空气湿度对呼吸道影响最为显著。注意居室保湿，有助于保持呼吸道健康。

空气干燥易诱发呼吸系统疾病

一般情况下，温度能直接影响人们对生活环境的感受。同样，湿度也会对人们生活、健康造成影响。有科学实验表明，当室内空气湿度低于 40% 时，呼吸道会过于干燥，其抗菌性也会随之减弱，一旦有灰尘、细菌等附着在鼻黏膜上面，很容易诱发呼吸系统疾病。而且，流感病毒喜欢干燥的环境，在干燥环境中繁殖速度更快。尤其是在冬季，本身天气干燥，再加上暖气或空调的影响，室内湿度往往达不到人体的需求指标，这也正是冬季多发呼吸系统疾病的原因之一。

三个要点为居室保湿

■ 备好湿度计

湿度计是测量气体湿度的分析仪器。家中常备湿度计，可以帮助我们及时获悉居室的湿度情况，以便采取相应的措施，保证空气湿润，防止细菌传播。

■ 养点绿色植物

在居室内养上几盆花草等绿色植物，不但能调节室内相对湿度、净化室内的空气，还会使居室内充满绿意，给生活带来美感，可谓是一举多得。

■ 使用加湿器

加湿器是一种增加房间湿度的家用电器，可以给指定房间加湿，创造理想的室内湿度，使室内的空气更加滋润，呵护人体健康。

在使用加湿器时加几滴醋，可以起到杀菌的作用；晚上入睡前在加湿器里滴入一些薰衣草精油，还可以提高睡眠质量。

保证居室空气流通，预防感染

家居环境中的空气污染主要来源于呼吸道呼出的气体，叠被、换衣服、走动以及扫地等活动产生的尘埃。要想预防感染，保证居室的空气流通至关重要。

保证空气流通的方法

在我们的日常家居环境中，可以试着从以下三个方面入手，保证空气流通，提升空气质量，减少疾病感染，既简单又有效。

1

常开窗，多通风

要养成定时开窗通风的家居习惯，这是保持室内空气流通的重中之重，能及时排出人体呼出的废气、浊气，以及室内的烟雾等粉尘。此外，新鲜的空气还能去除过量的湿气，稀释有害的污染物及致病微生物。最好做到一日开窗数次，白天以每 3 ~ 4 小时开一次窗为准，每次 15 分钟，让室内外的空气流通交换。

2

使用换气扇

换气扇是由电动机带动风叶旋转驱动气流，使室内外空气交换的一类空气调节电器，又称通风扇。使用换气扇可以帮助除去室内的污浊空气，调节温度、湿度和感觉效果。换气扇广泛应用于家庭及公共场所。

在选用换气扇时，卧室及客厅面积在 12 ~ 16 平方米的，以 250 ~ 300 毫米的双向型换气扇较合适。

3

使用高质量的空气清新剂

保证居室空气的流通不仅有利于维护人体呼吸道的健康，预防呼吸系统疾病，而且清新的空气对人的心情也有一定的积极影响。

因此，日常生活中，必要时可以使用一些质量好的空气清新剂，其能杀菌抑菌、消炎去敏，使空气保持清新，是居室、车内等小空间内实用又温馨的空气助手。

经常深呼吸，锻炼肺活力

人们每时每刻都在呼吸，呼吸也能辅助治病，其中，深呼吸对于帮助排出体内的有害气体——邪气、寒气、浊气、废气等，效果显著。

深呼吸与呼吸系统健康

现代人普遍缺乏运动，呼吸方式浅而短，且主要是胸式呼吸，这种呼吸方式使得空气不能深入肺叶下端，导致换气量非常小，易使体内的二氧化碳大量累积，长此以往，会导致大脑缺氧，使人感到疲惫、抑郁、头晕、身体乏力等，甚至导致心脑血管疾病和癌症。

因此，进行一定的深呼吸练习很有必要。

呼吸是人类简单又重要的一个生命活动，而肺是这项活动的主要载体。以最大程度吸气后呼出的气量即为肺活量。肺活量是检测心肺功能最直观的指标之一，与人的身体机能、新陈代谢密切相关，可以预测人的健康。深呼吸是一种很好的锻炼人的肺活量的养生方法。在做深呼吸时，人的胸廓打得更开，吸入的氧气更多，各器官的利用率也更高，能锻炼肺部活力。因此，经常深呼吸可以增加肺活量，使人延年益寿。

深呼吸可以防治支气管炎、肺气肿以及哮喘等呼吸系统疾病。当人的身体出现以上呼吸系统疾病时，肺部就会长期处于一种扩张的状态，且肺部的弹性也会减弱，这对肺活量具有非常直接的影响。如果能经常进行深呼吸锻炼，可通过增强肺部肌肉的收缩能力，加强胸部以及肺部的扩张力，提升肌肉活力，恢复肺部的肌肉弹性，进而增加肺活量，这样不仅能够起到预防呼吸系统疾病的作用，还可以有效缓解身体已有的不适，令身体恢复健康。另外，慢性支气管炎、哮喘、肺气肿患者可以通过深呼吸将肺部的残余气体排出，也有助于疾病的康复。

深呼吸对于人的神经系统也有一定的调节作用。人在深呼吸时，呼出的气体量相当于正常呼吸的八倍左右，在一呼一吸之间，人体获得巨大的能量。深呼吸能使人的精神放松，缓解人的疲劳和身体紧张感。

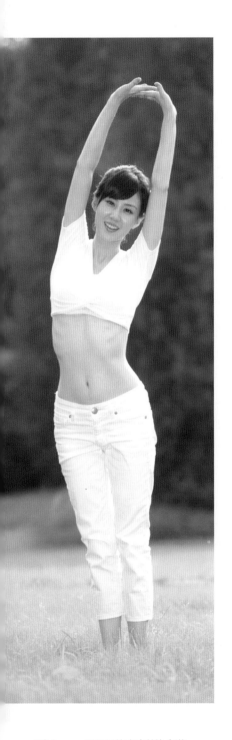

深呼吸的方法与注意事项

深呼吸就是指胸式呼吸、腹式呼吸联合进行的一种呼吸方式，类似瑜伽运动中的呼吸操，可以排出肺内的残气及其他代谢产物，吸入更多的新鲜空气，供给各脏器所需的氧分，提高或改善脏器功能。

具体的操作方法：选择空气新鲜的地方，深吸气时，先使腹部膨胀，然后使胸部膨胀，达到极限后，屏气几秒钟，逐渐呼出气体；呼气时，先收缩胸部，再收缩腹部，尽量排出肺内气体。如此反复进行吸气、呼气，每次3~5分钟，每日进行2~3次。

练习技巧：

1.坐在一个没有扶手的椅子上，两脚平放，使大腿与地板平行。将背部挺直，双手放在大腿的前部。

2.用鼻子进行自然的深呼吸，使得腹部扩张，并在脑中想象着空气充满了腹部。

3.在连续的呼吸中，完全扩张胸部和肺部，感觉胸部正缓慢上升，想象空气正在腹部和胸部间向各个方向扩张。

4.通过鼻子缓慢地呼气，注意呼出的时间要比吸入的时间略长。

5.呼吸至少一分钟，保持节奏舒缓，注意呼吸的深度和完全程度，使身体放松，但不要强求自己。

深呼吸随时随地都可以练习，比如在上班路上、吃饭之前、运动的时候以及表演之前……另外，如果不是为了疾病的恢复，做深呼吸的频率不宜过多，每天做两三次就已经足够。而对于有冠心病和脑动脉硬化的患者来说，应该谨慎进行深呼吸运动，以避免心脏或大脑缺氧导致严重后果。

理论

慢跑，增强心肺功能

要说增强心肺功能的运动或锻炼方式，首推慢跑。慢跑时运动幅度小，不会造成心脏忽高忽低，在增强心肺功能的同时还可缓解心血管疾病，一举多得。

慢跑与心肺功能

　　心肺功能指的是人体心脏泵血及肺部吸入氧气的能力，即人摄取氧气和转化氧气成为能量的能力，包括血液的循环速度、心脏跳动的强弱、肺部的容量及次数等。整个过程涉及心脏泵血功能、肺部摄氧及交换气体能力、血液携带氧气至全身各部位的效率，以及肌肉使用这些氧气的功能，这些功能直接影响全身器官及肌肉的活动。如果人的心肺功能不全或缺失，就会导致身体供氧不足，而长期缺氧与全身慢性疾病的形成密不可分，故增强心肺功能可以有效预防心脏病、呼吸系统疾病等疾病的发生。

　　慢跑作为既简单又有效的一种有氧运动，以其规则性、持续性和有节奏的优点成为增强心肺功能的首选运动项目。在慢跑过程中，全身的肌肉群得以充分调动，心脏跳动加快，呼吸加深，心脏做功增加，肺活量增大，使得身体能在最大程度上利用有氧代谢，在锻炼心肺功能的同时还能有效改善肌肉张力，减少精神紧张。

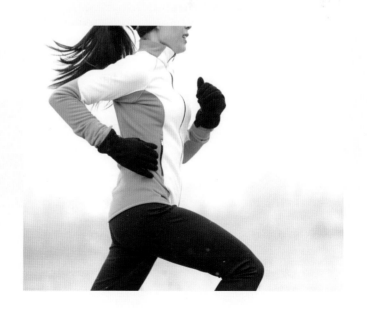

慢跑的方法与注意事项

慢跑，又叫作缓步、缓跑或缓步跑，是一种中等强度的有氧运动，以较慢或中等的节奏来跑完一段相对较长的距离，以达到热身或锻炼的目的。

慢跑虽然简单，但也是讲究科学方法的。只有掌握了正确的慢跑方法，才能真正达到锻炼身体、增强心肺功能的目的。如果姿势不正确，不仅达不到理想的健身效果，还有可能给身体带来损害。那么，科学慢跑究竟该如何做呢?

科学慢跑的方法	
服装准备	衣着宽松，不要穿皮鞋或塑料底鞋，应选择合适的跑鞋
基本姿势	躯干伸直，双臂弯曲，自然摆臂，两手放松，头不能摆动，脚跟着地
运动强度	根据自己的身体素质灵活控制，心率控制在每分钟 110～130 次，呼吸自然，稍有气喘
运动频率	每周 3～4 次，每次 30～40 分钟
运动时间	建议在每天 17:00～18:00 时进行
呼吸节奏	节奏应尽可能维持不变，用鼻子吸气，嘴巴呼气，以免岔气

在练习慢跑前需注意，跑前应先走一段，做做深呼吸，活动一下关节；如果在公路上慢跑，应注意安全，尽量选择人行道；长期不运动的人需要循序渐进增加运动量，以减少运动的危险性；如果在慢跑过程中出现胸闷、头晕、呼吸困难、眩晕等症状，需要立即停止运动，不可强求自己的身体，必要时可寻求医生的帮助。

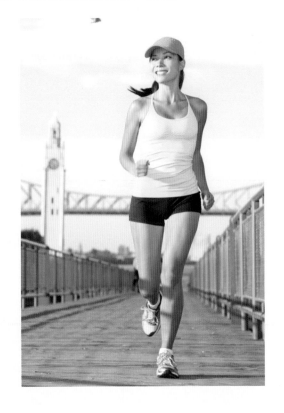

要提高心肺功能，只要坚持锻炼慢跑，2～3 个月就能见到成效。要检验心肺功能，你可以早晨起床前躺在床上测测脉搏，随着你运动次数和时间的增加，脉搏跳得会越来越慢，这就是心肺功能提高的表现。

对症用穴，呼吸系统疾病好得快

在中医看来，人体不仅仅是一个器官，而且是彼此相通的整体。通过针灸或者推拿刺激相应的经络，能达到辅助治病、强身健体的功效，对于呼吸系统疾病患者来说，对症用穴，同样有效。

操作方法

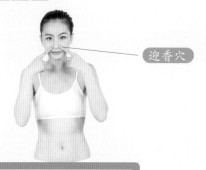

迎香穴

点揉迎香穴——改善鼻塞

用食指点揉迎香穴，有疏散风热、通利鼻窍的作用，有助于改善鼻塞现象。具体的操作方法是用两手食指点揉两侧迎香穴各50下，力度轻柔，每天3~5次。

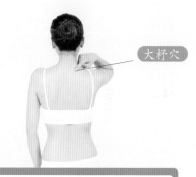

大杼穴

按揉大杼穴——缓解头痛、咳嗽

大杼穴属于膀胱经，按压此穴有强筋骨、清邪热的功效，可以预防和缓解呼吸系统疾病。具体的操作方法是每天拍打按揉2~3次，每次10分钟，促进气血畅通。

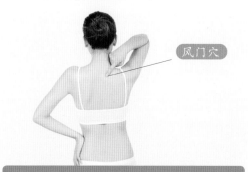

风门穴

按压风门穴——治疗感冒及其并发症

风门穴的主治疾病为感冒、颈椎痛、肩膀酸痛等。具体的操作方法是深呼吸，在吸气止时用食指强力按压穴位，缓缓吐气，经6秒钟后，再慢慢地放手，重复10~30次。

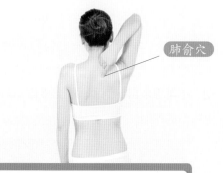

肺俞穴

艾灸肺俞穴——辅助治疗气喘

艾灸肺俞穴，可以调节人体的呼吸和体温，抵御外邪入侵，辅助治疗气喘等呼吸系统疾病。具体的操作方法是用艾绒或其他药物放在穴位上烧灼、温熨，每次5分钟。

【理论】

呼吸系统疾病的就医、用药指导

呼吸系统疾病可大可小，轻者不需要用药就能康复，重者则可能导致呼吸困难而猝死。当呼吸系统疾病来袭时，在哪些情况下需要就医，如何安全用药呢？

几种特殊呼吸系统疾病的指导

①流行性感冒是由流感病毒感染所致，症状可累及全身，严重时会引起肺炎及其他并发症，甚至致命，需及时就医。

②急性咽喉炎和扁桃体炎症状与感冒类似，其中，病原体为 A 型溶血性链球菌所致的扁桃体炎是导致风湿热的罪魁祸首，需及时就医，以免危害心脏。

③急性上呼吸道感染需要谨慎处理，要注意休息，大量饮水，保证充足的睡眠，并按需服用对症药物，必要时服用抗细菌或抗病毒药物，如病情仍然不能改善，建议及时就医。

④下呼吸道感染的病原体通常为细菌，其中还包括非典型病原体如支原体和衣原体等，此时患者多会伴有咳嗽、发热，甚至胸痛、气急、痰中带血，此时不要擅自吃药，应接受医生指导，视情况服用正确的抗生素和其他药物。

⑤慢性支气管炎及慢性阻塞性肺疾病患者急性加重主要表现为咳嗽次数、咳痰量增加，或者痰变得稠厚，出现发热或气急较前加重等，应根据医生的建议选择抗生素治疗，不宜频繁更换抗生素。

⑥对于部分支气管哮喘患者而言，春季是多发期，各种花粉和柳絮都可能是过敏原，易致胸闷、呼吸困难，甚至哮喘重度发作，这时需避免接触过敏原，随身携带含速效支气管舒张剂的单方或复方制剂药物，以备急用。

以上六种情况是呼吸系统疾病患者需要格外注意的，此外，呼吸系统疾病的防治应遵循预防为主、准确诊断、及时治疗的原则。易感人群应及时进行疫苗接种，有基础疾病者需及时就医，科学用药，控制好病情。

呼吸系统疾病患者关心的 10 个问题

患了呼吸系统疾病，有的患者会根据自我经验自行处理；也有部分患者过度紧张，不知该如何应对……下面对呼吸系统疾病患者最关心的治疗和护理问题进行答疑。

感冒拖太久会成肺炎吗?

我们每个人几乎都曾经历过很多次感冒。多数情况下，感冒的症状很轻微，两三天就过去了，但有时候症状却很严重，伴随发热、咳嗽、全身酸痛，有人说"感冒是万病之源"。

感冒分为普通感冒和流行性感冒。普通感冒是门诊的常见病、多发病，一般呈自限性，多数不用特殊的治疗就可以痊愈，但发病率较高，一年四季都可以发生，且以冬春季为常见。大多在人们着凉后发生，开始有鼻咽部干、痒、灼热感，继而出现喷嚏、鼻塞、鼻流清涕、流眼泪等症状。1~2天后可伴有咽痛、咳嗽，或有发热、头痛、全身酸痛、食欲缺乏，或有恶心、呕吐、腹泻等症状。如无并发症，5~7天即可痊愈。

流行性感冒是由流感病毒引起的急性呼吸道感染，是一种急性呼吸道传染病，主要通过呼吸道飞沫和直接接触传播，具有高度传染性，易造成大范围流行。流行性感冒可能会引起肺炎以及呼吸道外的各种病症。典型的流感表现为急起的高热、全身疼痛、明显的乏力，但咳嗽、咳痰、鼻塞、流涕等呼吸道症状较轻，一般伴有颜面潮红、眼结膜充血、咽喉充血。流感能加重潜在的疾病（如心肺疾病）或者引起继发细菌性肺炎或原发流感病毒性肺炎，老年人以及患有各种慢性病或者体质虚弱者患流感后容易出现严重的并发症，病死率较高。

由此，我们知道，感冒拖太久并不一定会引起肺炎，普通感冒具有自限性，一般可以自愈；而流行性感冒多为病毒感染所致，对于一些体弱的老年人和有慢性疾病的人来说，拖太久可能会引起肺炎及其他并发症，需要引起重视。

为什么一到冬天，鼻炎就反复发作？

一到冬天，就有众多的鼻炎患者复发，患者症状复杂，主要是鼻塞、打喷嚏、流鼻涕，伴有鼻、喉发痒，严重者还会引起继发性感染等症。为什么一到冬天，鼻炎就反复发作呢？这主要包括以下几个方面的原因。

其一，受冬天的气候和物候特征影响，易诱发过敏性鼻炎。

众所周知，冬天的气候特点是空气干燥、风速较大，而从物候角度来说，秋冬季节是农作物成熟收获的季节，也是许多草本植物花粉的传粉季节。干燥的空气、较大的风速以及大量的植物花粉，为众多过敏症状的产生提供了基本的条件，其中就包括了过敏性鼻炎。

其二，感冒等冬季易发疾病可引发鼻窦炎等并发症。

冬季是感冒多发的季节，而感冒是鼻窦炎发生的主要因素，一旦感冒，首先涉及上呼吸道。由于鼻窦的窦口小，鼻窦黏膜与鼻腔相连，各窦口相邻，不利于炎性物质引流，炎性物质携带细菌在鼻窦内极易存留繁殖，使各鼻窦之间相互感染而反复发病。

其三，患者自身治疗不正确——方法不当、治疗无针对性以及治疗不彻底等。

很多鼻炎患者一发病就会滥用药物以延缓症状，使自身产生了一定的耐药性，且用药缺乏针对性，导致治疗不彻底，当患者免疫力下降时，鼻炎就会卷土重来。

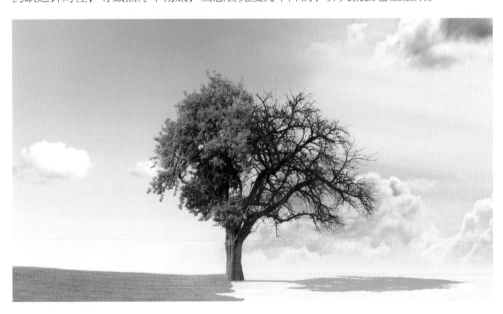

为什么不抽烟还会得肺癌?

我们知道,吸烟的时间越长,吸烟的量越多,患肺癌的危险性越高。但是你了解吗,其实不抽烟,一样可能患上肺癌,一起来了解下哪些因素容易导致肺癌的产生。

职业

据调查显示,长期接触放射性元素氡是导致肺癌的第二大因素,约占6%;与长期接触石棉有关的肺癌占3%~4%;长期接触铀、镭等放射性物质及其衍化物,致癌性碳氢化合物,砷,铬,镍,铜,锡,铁,煤焦油,沥青,石油,石棉,芥子气等物质,诱发细胞癌变的可能性也较大。

环境污染与电离辐射

内燃机的废气,煤、石油燃烧产生的废气,公路沥青等造成的大气污染,建筑材料造成的室内污染,长期暴露于高温烹饪油的烟雾中等都是诱发肺癌的危险因素。

大剂量电离辐射也可能会引起肺癌,如日本原子弹伤害幸存者中肺癌患者明显增多,就说明了这一点。

肺部慢性疾病

很多肺部慢性疾病,如支气管炎、肺的慢性炎症、肺结核、矽肺、尘肺、肺纤维化等,在发展过程中常合并肺癌的发生,需要格外注意。

其他

遗传因素、家族史、代谢异常、内分泌功能失调、免疫功能降低、人乳头状病毒感染以及饮食中缺乏维生素A等也会使患肺癌的危险性提高。

吸烟

吸烟是肺癌最主要的致病因素,而且肺癌的发病率和死亡率与吸烟呈剂量依赖关系。烟草在燃烧时释放的苯并芘、芳香烃、芳香胺、亚硝酸等都具有强烈的致癌性。据科学统计,肺癌中85%以上是由主动或被动吸烟所引起的,而在男性肺癌患者中,有高达90%以上的患者与吸烟有关。多年每日吸烟40支以上者,肺癌的发病率比不吸烟者高4~10倍。关于吸烟与肺癌的关系,可以用吸烟指数来判定,即用每日吸烟的支数与吸烟年龄相乘,所得的乘积如果大于400,则为肺癌的高危人群。而对于大多数女性来说,主要是被动吸烟,其配偶吸烟者肺癌的发病率要高出配偶不吸烟者2倍以上。

打鼾会致命吗?

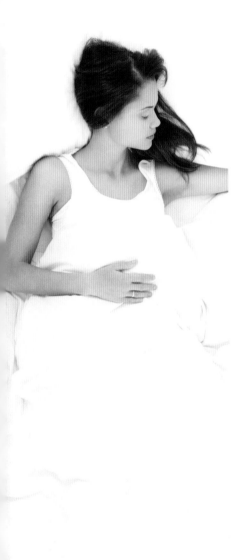

打鼾,即打呼噜,大多数人认为这是一种正常的睡眠现象,更有些人以为打呼噜是因为睡觉睡得香。其实,打鼾属于一种病态。长期睡觉打鼾,不仅会影响周围人的睡眠,甚至可能会致命。

打鼾是由于在呼吸过程中气流高速通过上呼吸道的狭窄部位时,振动了气道周围软组织所产生的。就像我们吹喇叭或者吹笛子,需要让气体快速地经过一个小缝才能发出声响。由此我们知道,打鼾的人,气道是狭窄的,气体通行是受限的,打鼾可能是睡眠呼吸暂停的一个征兆。

打呼噜可分为良性呼噜和恶性呼噜。良性呼噜是指由于睡眠姿势不当或者感冒鼻塞等引起的短时期的打呼噜现象,这种呼噜会在改善睡姿或外感鼻塞等外因解除后自然消失,通常对人体不会造成明显的影响,一般也不需要到医院就诊。而恶性呼噜是指没有明确的外因存在,常年习惯性地打呼噜的现象。这其中又分为两种情形:一是单纯常年习惯性地打呼噜,没有明确的呼吸暂停或气流减少现象;二是除了打呼噜外还同时伴有睡眠过程中反复的呼吸暂停或气流减少现象——医学上称为阻塞性睡眠呼吸暂停低通气综合征。

对于单纯习惯性打呼噜的人来说,虽然睡眠过程中没有呼吸暂停等现象,但也需要引起重视,以免逐渐加重并最终出现呼吸暂停或气流减少现象;对于阻塞性睡眠呼吸暂停低通气综合征的患者,打鼾正在严重地危害着你的身体健康,甚至可能造成脏器损害和死亡,必须及时就医。

板蓝根能预防流感吗？

从SARS到手足口病，从禽流感到H7N9，最近10年中，每次一有呼吸道传染病出现，板蓝根都会被多个权威部门作为防治药物推到台前，甚至引起消费者的哄抢，药商的大量囤积，使板蓝根一时成为"万能神药"，板蓝根真的有那么神奇吗？

板蓝根最早记载于《神农本草经》中，属于清热解毒药，味苦寒，《本草便读》总结为"能入肝胃血分，不过清热、解毒、辟疫、杀虫四者而已"。可以看出，板蓝根的主要作用是治疗温热病引起的红肿、疼痛，如咽喉肿痛、扁桃体肿大、头面肿痛及下肢丹毒等，这是临床板蓝根的常规适应证。在临床处方时都是中药处方中加入板蓝根，很少有人单独使用，医生一般也不会让患者长期服用。

药理研究表明，板蓝根对多种病毒和病菌有明显的抑制作用，具有抗菌、抗病毒、抗血小板凝集、抗内毒素等功能，能增强机体的免疫力。这在一定程度上可以缓解病情，但并不能杀死病毒。另外，板蓝根还可以抑制体内毒素的活性，在一定程度上缓解人体感染后的炎症反应，缓解发热等症状。随着现代制剂技术的发展，市面上出现了的多种板蓝根中成药制剂，如冲剂、注射液、滴眼液、糖浆等。在服用时要记住，板蓝根是一味苦寒药物，即使是以其为原料做成的中成药，也只是一种普通的治疗风热感冒的药物，它并不是万能的，只有出现温热、热毒内盛时，才能使用，且脾胃虚寒者应慎用。

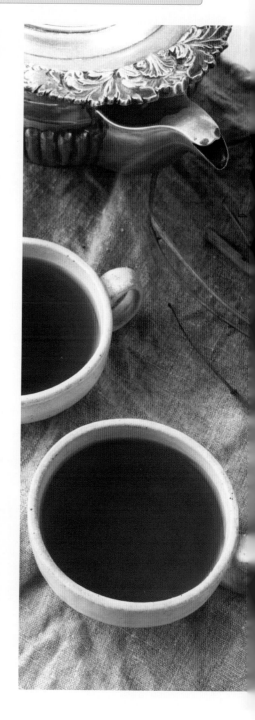

喉咙不舒服，含润喉糖有效吗？

　　春季和冬季气候干燥，天气多变，很多人都会出现咽喉不适的症状。此时，很多人会自行购买润喉产品，如润喉糖。当喉咙不舒服时，含润喉糖有效吗？

　　喉咙不适有四种情况：一是干痒，二是肿痛，三是嗓子感觉有痰，最后还有因为情绪而引起的咽喉不适。含片形式的润喉糖主要是通过咽喉部位的局部吸收起作用。对喝水少、讲话多等造成的嗓子疲劳和干痒等，含润喉糖可以起到一定的缓解作用；但对咽喉肿痛和有痰等症状不会起到很好的作用，甚至有可能加重症状。这是因为，从中医的角度来说，咽喉肿痛是身体"上火"的表现，润喉糖的本质还是糖果，其含有大量的糖，属于热性食物，因此含咽喉糖可能加重咽喉肿痛。此时，建议多吃些性寒凉的食物。

　　润喉糖除了含有中成药成分外，有的还含有冰片、抗生素、碘等。含冰片和中成药成分的润喉产品在前期服用后或许会改善局部的不适，使咽喉舒适，但长期含服会使口腔变得干燥，削弱其抗病能力，甚至导致口腔溃疡，因此，建议使用期最好不要超过两个月；含抗生素的润喉产品适用于咽喉的急性炎症，长期服用会引起体内特别是口腔内菌群失调，含服期最好不要超过半个月；碘制剂润喉产品杀菌力强，也不宜长期含服。

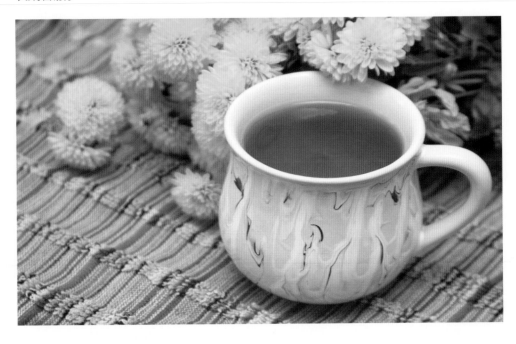

雾霾天气，如何保护呼吸系统？

近年来，我国雾霾天气频发，笼罩了大部分城市，多地PM2.5指数直逼历史最高值，空气质量达到严重污染程度。雾霾里除了含有大量的细菌、病毒等病原体，还包含数百种大气化学颗粒物质，如矿物颗粒物、硫酸盐、硝酸盐、燃料和汽车废气等，这些物质能直接进入呼吸系统，并黏附在人体的肺泡上，引起各种呼吸系统疾病，给人们的生活带来严重的困扰，对身体健康产生不利影响。如何应对雾霾天气、保护好呼吸系统也成为人们关心的话题之一。

 量减少外出

在雾霾天气中，空气颗粒物对人体健康具有明确意义上的相关性，颗粒物的粒径决定了其最终进入呼吸系统的部位及沉积量，直径越小，进入呼吸系统的位置越深。降低颗粒物对呼吸系统损害的直接办法是尽量减少外出。一般来说，6:00～11:00是污染较为严重的时间段，如果一定要出门，可以选择晚间，并戴好防霾口罩，尽量减少吸入的污染物数量。

 开窗通风

在雾霾天气盛行时，应尽量避免开窗通风。如果一定要开窗的话，建议选择中午阳光较充足、污染物较少的时候开窗换气，注意控制时间，不宜过长。另外，还可以在自家阳台、露台、室内摆放一些绿色冠叶类植物，如绿萝、万年青、虎皮兰等，以净化室内的空气。有条件的还可以使用空气净化器，帮助吸附家居空气中的细微颗粒物，但在使用时要注意勤换过滤芯。

 持清淡饮食、规律作息

在日常饮食方面要坚持清淡不油腻的原则，少吃刺激性食物，多吃新鲜蔬菜和水果，多喝水，适量补充维生素，增强身体的抵抗力。建议多吃具有滋阴润肺、祛痰止咳、健脾补肾等功效的食物，如梨、百合、牛奶等。此外，要养成规律作息的生活习惯，避免过度劳累，以免降低自身的免疫力，诱发呼吸系统疾病。

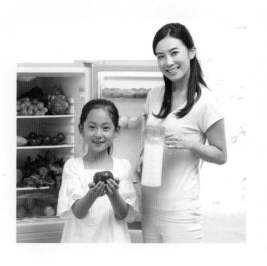

为何半夜特别容易咳，还总是咳很久？

　　咳嗽是呼吸系统常见的临床症状之一。通常情况下，咳嗽是一种无意识的本能反应，是人体清理呼吸道，排除多余的分泌物、微生物和异物的一种生理反应。所以咳嗽本身并不是病，而是人体为了保持呼吸道畅通的一种自我保护，能有效消除呼吸道内的分泌物或进入的异物，如细菌、病毒、鼻涕、污染物等。但是如果咳嗽时间过久、过于频繁和剧烈，甚至影响了日常工作和生活，出现呼吸肌疼痛等现象时，就属于病理现象了，需引起重视。

　　很多咳嗽患者都有一个共同的现象——白天的咳嗽不是很严重，但是一到晚上，咳嗽就会变得剧烈和频繁，喉头发痒，咳个不停，甚至影响到了自己和家人的睡眠。为什么半夜特别容易咳，还总是咳很久呢？

　　生理研究可知，咳嗽是呼吸道自我保护的反射性防御行为。一个完整的咳嗽动作要经历几个环节，首先是吸入一口气，然后喉咙中的声门就像两扇门一样暂时关闭，把吸入的空气关在里面，这些空气一时跑不出去，增加了声门的压力，通过肋间肌和膈的用力收缩，产生大约40千帕的肺内压力，而后膈快速用力收缩，同时声门重新打开，肺内气体快速通过嘴巴冲出呼吸道，将呼吸道黏膜上黏附的分泌物或异物喷出，最终形成一个咳嗽动作。形成咳嗽的这些复杂而协调的动作是由神经末梢感受器产生冲动，经传入神经兴奋延髓的呼吸中枢，再由呼吸中枢发出冲动，经传出神经作用于肋间肌、膈和声门等而暴发的，需要通过迷走神经发挥作用。白天，迷走神经的兴奋度不高，到了半夜，迷走神经的兴奋度增加，支气管平滑肌收缩，使支气管的管腔变形缩小，呼吸道的敏感性增加，再加上呼吸道分泌物的刺激，咳嗽就会变得更加剧烈和频繁，甚至一咳不止。

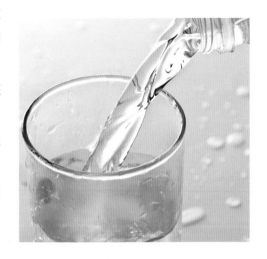

　　建议伴有咳嗽症状的呼吸系统疾病患者在晚上尽量保持室内的空气湿润不干燥，此外，夜间咳嗽加重时可以喝一大口凉白开水，以快速缓解病情。

宝宝为什么容易患百日咳？

百日咳是一种由百日咳杆菌引起的急性呼吸道传染病，临床特征为咳嗽逐渐加重，呈典型的阵发性、痉挛性咳嗽，咳嗽终末出现深长的鸡啼样吸气性吼声，潜伏期为5～21天，一般是7～14天，病程长达2～3个月，因而有"百日咳"之称。

百日咳是小儿常见的急性呼吸道传染病，和其他的传染病一样，其发病主要涉及三个方面，分别是传染源、传播途径和易感人群。

传染源

患者是本病唯一的传染源。该病自潜伏期末至病后6周均有传染性，以发病第一周的传染性最强，往后传染力逐渐降低。另外，若病人已经使用红霉素加以治疗，则在用药5天后，即不具传染力。

传播途径

百日咳的传播途径主要是与受感染者直接接触或经由飞沫唾液传染。对于婴幼儿来说，由于较大的孩童或成人常是没有症状的携带者，因此通过家中的父母或兄弟姐妹传播就是他们感染此病的主要途径。

易感人群

人群普遍易感，成年人症状较轻，以婴幼儿的发病率最高，越小的孩子越容易受到感染，尤其是6个月以下的婴幼儿。由于母体没有足够的保护性抗体传给胎儿，因此婴幼儿发病较多，且常会引起较严重的症状。

婴儿的百日咳是一种传染性很强的疾病，病初类似感冒，会流鼻水、咳嗽，体温上升维持1～2周。随着环境的改变，这种咳嗽会变得非常严重、频繁，尤其是在晚上。新生儿和婴儿常无典型痉咳，往往咳嗽数声后即出现屏气发绀，易致窒息、惊厥。呼吸动作可停止在呼气期，心率先增快，继而减慢乃至停止。病情较重的婴儿若不及时进行人工呼吸、给氧等积极抢救，甚至可能因窒息死亡。

疫苗接种是目前防治婴幼儿百日咳常见的有效方法。按照常规，婴儿在2个月、4个月和6个月的时候接种疫苗，在1岁到1岁半之间再次接种，4~6岁之间还要接种一次，方能有效预防百日咳。

咳嗽时可以用蜂蜜镇咳吗？

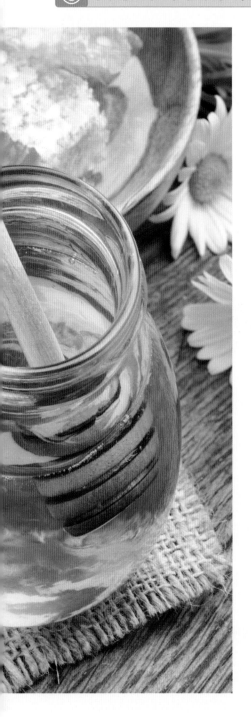

　　蜂蜜既是上等的饮料，也是一味良药，被誉为大自然中完美的营养食品。中医认为，蜂蜜性味甘平，十二经脉中归肺、脾和大肠经。主要功能是补中、润燥、止痛、解毒和止咳，临床上常用于脘腹虚痛、肺燥干咳、肠燥便秘等疾病的治疗。而从西医的角度来说，蜂蜜对链球菌、葡萄球菌、白喉杆菌等革兰阳性菌有较强的抑制作用，不仅能止咳还能润肺，功效显著。美国宾夕法尼亚州的一项研究证实，蜂蜜含有丰富的抗氧化剂，可以增加唾液的分泌，帮助化痰和润滑呼吸道。患上感冒的人在临睡前喝蜂蜜，比服用镇咳药水更能有效止咳，而且也睡得更安稳。

　　在中医中，咳嗽分为风热、风寒、痰湿、痰热、阴虚燥热五个证型。专家提醒，不同类型的咳嗽要选用不同的蜂蜜，这样才能达到更有针对性的治疗效果。比如桂花蜜、槐花蜜具有清热解毒的作用，适合风热咳嗽患者食用；枸杞蜜有补气、滋肾、润肺的功效，对于阴虚燥热的咳嗽患者有较好的辅助治疗作用。但是，由于蜂蜜不适宜湿阻中焦的脘腹胀满、苔厚腻者食用，因此痰湿类咳嗽患者不宜用蜂蜜镇咳。

　　另外，专家特别提醒，未满一岁的婴儿不宜吃蜂蜜，因为蜂蜜在酿造、运输与储存过程中，极易受到肉毒杆菌的污染。婴儿由于自身的抵抗力弱，食用蜂蜜后，可能会有肉毒杆菌在肠道中繁殖，并产生毒素，而婴儿肝脏的解毒能力又差，因此易引起肉毒杆菌性食物中毒。小于6个月的婴儿更容易感染此病。